希望大家了解的十二指肠病变

日本《胃与肠》编委会　编著

《胃与肠》翻译委员会　译

辽宁科学技术出版社
·沈阳·

Authorized translation from the Japanese Journal，entitled
胃と腸　第53巻　第12号
ISSN：0536-2180
编集：「胃と腸」编集委员会
协力：早期胃癌研究会
Published by IGAKU-SHOIN LTD.，Tokyo Copyright © 2017

Simplified Chinese Characters published by Liaoning Science and Technology Publishing House，Copyright © 2021.

图书在版编目（CIP）数据

胃与肠.希望大家了解的十二指肠病变 / 日本《胃与肠》编委会编著；《胃与肠》翻译委员会译. —沈阳：辽宁科学技术出版社，2021.9
ISBN 978-7-5591-0031-3

Ⅰ.①胃… Ⅱ.①日… ②胃… Ⅲ.①十二指肠疾病—诊疗 Ⅳ.① R57

中国版本图书馆 CIP 数据核字（2020）第 267610 号

出版发行：辽宁科学技术出版社
　　　　　（地址：沈阳市和平区十一纬路25号　邮编：110003）
印 刷 者：辽宁新华印务有限公司
经 销 者：各地新华书店
幅面尺寸：182 mm × 257 mm
印　　张：8.75
字　　数：200 千字
出版时间：2021 年 9 月第 1 版
印刷时间：2021 年 9 月第 1 次印刷
责任编辑：丁　一
封面设计：袁　舒
版式设计：袁　舒
责任校对：黄跃成

书　　号：ISBN 978-7-5591-0031-3
定　　价：98.00元

编辑电话：024-23284354
E-mail：lkbjlsx@163.com
邮购热线：024-23284502
胃与肠官方微信：15640547725

目 录

希望大家了解的十二指肠病变

藏原 晃一[1]

关键词　十二指肠　肿瘤样病变　肿瘤性病变　弥漫性病变　内镜诊断

[1] 松山赤十字病院胃腸センター　〒790–8524 松山市文京町1

前言

在通过内镜进行上消化道筛查已普及的背景下，近年来遇到十二指肠肿瘤的机会增加，揭示出以微创治疗为前提的早期发现和诊断上皮性肿瘤的必要性，在常规检查时进行十二指肠观察的重要性正在被认识到[1, 2]。另一方面，十二指肠 Brunner 腺增生和神经内分泌肿瘤（neuroendocrine tumor，NET）等呈黏膜下肿瘤（submucosal tumor，SMT）样的隆起性病变有多种，其鉴别诊断较难。并且，虽然有不少情况是以血管炎、炎性肠病、淀粉样变性和各种消化道感染等非肿瘤性弥漫性病变的发现为诊断契机，但其认知度还不高。而且，对于不是专门从事胰胆领域的消化道内镜医生（如笔者本人）来说，大多对通过直视镜检查来发现和诊断十二指肠乳头部、副乳头部病变没有自信。

本书就"希望大家了解的十二指肠病变"这一主题，将其作为在常规观察时有可能遇到的病变，列举出十二指肠非乳头部肿瘤样病变或肿瘤性病变、非肿瘤性弥漫性病变和乳头部或副乳头部病变，以其各自的内镜所见为中心，描述了最新知识及见解。关于肿瘤性病变，在日本《胃与肠》（2016 年 11 月）以"十二指肠的上皮性肿瘤"为主题的特集中，主要以"非乳头部的腺瘤或癌"之外的肿瘤性病变（NET 和 SMT）为主要对象。

作为日本《胃与肠》的主题，"十二指肠的肿瘤样病变，NET 和 SMT"距"十二指肠的肿瘤性病变"时隔 7 年发表；"非肿瘤性弥漫性病变"距"十二指肠的非肿瘤性弥漫性病变"时隔 16 年发表；"乳头部或副乳头部病变"距"十二指肠乳头癌——以缩小手术为目标"时隔 21 年发表。

下面就十二指肠非乳头部的肿瘤样病变或肿瘤性病变和非肿瘤性弥漫性病变，概述最近的动向。

十二指肠非乳头部的肿瘤样病变或肿瘤性病变——基于组织结构的观点

在以筛查为目的的上消化道内镜检查中，在所观察的十二指肠球部至降部可见有多种类型的隆起性病变（肿瘤样病变或肿瘤性病变）存在[3-5]（**表 1**）。为了鉴别诊断这些病变，希望大家理解在同一部位特征性的组织结构和以其为背景的病变的构成要素。

十二指肠虽然被与空肠或回肠一样的由绒毛和隐窝构成的小肠型上皮所覆盖，在解剖学上被分类为小肠的一部分，但从十二指肠球部至乳头部附近，有十二指肠特征性的 Brunner 腺存在于黏膜下层。虽然 Brunner 腺是十二指肠固有上皮，但因组织学上酷似幽门腺等胃黏液腺，也从黏液表型的观点被分类为胃型上皮（MUC6 染色

表1 十二指肠非乳头部的肿瘤样病变或肿瘤性病变、乳头部或副乳头部病变的分类

非乳头部病变
 肿瘤样病变
  胃黏膜上皮化生
  胃黏膜上皮型增生性息肉
  Brunner 腺增生或错构瘤
  异位胃黏膜
  Peutz-Jeghers 息肉
  异位胰腺
  其他
 肿瘤性病变
  上皮性肿瘤
   腺瘤或腺癌
    肠型肿瘤（腺瘤或腺癌）
    胃型肿瘤（腺瘤或 NUMP 或腺癌）
    胃肠混合型（腺瘤或腺癌）
   神经内分泌肿瘤（NET）
  非上皮性肿瘤（黏膜下肿瘤）
   淋巴增殖性疾病（恶性淋巴瘤）
   胃肠道间质瘤（GIST）
   淋巴管瘤
   脂肪瘤
   血管瘤
   神经节细胞副神经节瘤
   其他

乳头部或副乳头部病变
 腺瘤或癌
 神经内分泌肿瘤（NET）
 淋巴增殖性疾病（恶性淋巴瘤）

NUMP: neoplasms of uncertain malignant potential，不确定性恶性潜在性瘤；NET: neuroendocrine tumor，神经内分泌肿瘤；GIST: gastrointestinal stromal tumor，胃肠道间质瘤

阳性）[5, 6]。因此，成为内镜观察对象的，从十二指肠球部到乳头部的近端十二指肠，在组织学上处于"覆盖小肠上皮的胃"的状态。此外，胆道系上皮突出于乳头部。

主要存在于近端十二指肠黏膜下层的 Brunner 腺，在糜烂或溃疡等修复过程中，向表层方向分化为胃黏膜上皮（胃黏膜上皮化生），以胃黏膜上皮置换或覆盖十二指肠表层[6, 7]。并且，在 Brunner 腺增生或错构瘤和 Brunner 腺来源的肿瘤（Brunner 腺肿瘤或幽门腺肿瘤、Brunner 腺来源的腺癌）表面也见有胃黏膜上皮化生[5, 6, 8]。并且虽然异位胃黏膜在见有分化的胃底腺这一点上有别于胃黏膜上皮化生，被看作是先天性或错构瘤性病变，但在表层见有胃黏膜上皮，呈小结节状隆起（大多是多发性的）。这样看来，来源于 Brunner 腺或异位胃黏膜的胃型上皮（胃黏膜上皮型、Brunner 腺或幽门腺型、胃底腺型）先天性乃至后天性存在于近端十二指肠上[5, 6, 8]。

在**表1**中列举了代表性的肿瘤样病变。Peutz-Jeghers 息肉的表层由小肠型上皮的增生构成，异位胰腺的表层被小肠型上皮所覆盖，而在**表1**中的前4种（胃黏膜上皮化生、胃黏膜上皮型增生性息肉、Brunner 腺增生或错构瘤、异位胃黏膜）的表层则见有胃黏膜上皮。近端十二指肠虽然被小肠型上皮覆盖，但重要的是在不少病例中见有与这些肿瘤样病变相关，从岛状到面状的胃型上皮——胃黏膜上皮（MUC5AC 染色阳性）[5, 6, 8]。近年来有学者指出，在常规内镜或图像增强内镜下辨识存在于隆起性病变表面的岛状胃黏膜上皮有可能有助于肿瘤样病变或者 SMT 的内镜鉴别诊断[9, 10]。

非乳头部的十二指肠腺瘤或腺癌大体被分为来源于小肠型上皮的通过腺瘤—癌顺序可以说明的以肠型表型为主的管状腺瘤或腺癌（肠型肿瘤）和来源于肿瘤样病变或异位胃型上皮的胃型表型为主的管状腺瘤或腺癌（胃型肿瘤）[6, 8]（**表1**）。因为伴有白化，与在初期的小病变状态下通过内镜可能发现诊断的肠型腺瘤不同，胃型肿瘤（胃黏膜上皮型、Brunner 腺或幽门腺型、胃底腺型）的初期表现依然不明，关于与其前期病变——肿瘤样病变的内镜下鉴别是否可能，尚无定论。胃型肿瘤切除病例很少[11]，其临床病理学特征尚有很多不明之处。但近年来有学者提出了不确定性恶性潜在性瘤的肿瘤

（neoplasms of uncertain malignant potential, NUMP）的概念：在胃型肿瘤中，显示轻度核异型和结构异型，常常压排性进展于黏膜下层，但无破坏性浸润，即处于胃型腺瘤和浸润癌中间的位置的肿瘤[12]。这也可以说是与胃底腺型胃癌（广义）相似的疾病概念，希望能引起大家的关注。

　　肿瘤会模仿其发生处的形态和功能[6]。十二指肠是小肠的一部分，被小肠型上皮所覆盖，但从球部到乳头部附近存在 Brunner 腺和源于异位胃黏膜的胃型上皮，并且有胆道系上皮突出于乳头部。在十二指肠的肿瘤样病变或肿瘤性病变的发现诊断和鉴别诊断上，希望大家理解这些发生处的组织结构。

十二指肠非乳头部的非肿瘤性弥漫性病变

　　所谓"弥漫性"被定义为病变不能被清楚界定的广泛扩布状态，是与局限性相对的术语[13]。弥漫性病变被分为肿瘤性弥漫性病变和非肿瘤性弥漫性病变，而淋巴增殖性疾病和消化道息肉病占肿瘤性弥漫性病变的大部分。

　　另外，很久以来人们就知道，许多全身性疾病和小肠或大肠的炎症性疾病在十二指肠处呈现多种类型的非肿瘤性弥漫性病变。进入 21 世纪以来，由于胶囊内镜、球囊内镜的引进和普及，小肠疾病的内镜诊断取得巨大进步，人们确认了许多弥漫性疾病在十二指肠和小肠处均呈现相似的病变，从而正在重新认识十二指肠病变的发现、诊断的重要性。

　　表 2 显示了非肿瘤性弥漫性病变基于病因的分类[14]。非肿瘤性弥漫性病变大体被分为三大类：原发性（非特异性）十二指肠炎、继发性（特异性）十二指肠炎和十二指肠炎以外的非肿瘤性弥漫性病变。本书从中选取感染性十二指肠炎、炎性肠病、血管炎、淀粉样变性的十二指肠病变等作为主题。

　　作为感染性十二指肠炎（呈十二指肠炎的消化道感染性疾病），除以往人们所知的粪类圆线虫病、兰伯鞭毛虫病、等孢子球虫病外，近年

表2 十二指肠非乳头部的非肿瘤性弥漫性病变的分类

Ⅰ. 原发性（非特异性）十二指肠炎
Ⅱ. 继发性（特异性）十二指肠炎
　1. 小肠或大肠疾患及周围脏器的疾患
　　1）感染性十二指肠炎
　　　・细菌感染（惠普尔病等）
　　　・梅毒
　　　・结核
　　　・寄生虫或原虫感染（兰伯鞭毛虫病、等孢子球虫病、粪类圆线虫病等）
　　　・真菌感染
　　　・病毒感染
　　2）伴于小肠或大肠疾患的非感染性十二指肠炎
　　　・炎性肠病（克罗恩病、溃疡性结肠炎、白塞病）
　　　・血管炎（IgA 血管炎、EGPA、GPA、MPA、PAN 等）
　　　・嗜酸性粒细胞性胃肠炎
　　　・缺血性小肠炎
　　　・乳糜泻
　　　・胶原性十二指肠炎
　　3）伴随周围脏器疾患的十二指肠炎
　　　・胰病（胰腺炎、Zollinger-Ellison 综合征）
　　　・肝胆疾病（胆管炎、胆囊炎、肝硬化）
　2. 伴随全身性疾病和应激的十二指肠炎
　　・心脏病（心肌梗死）
　　・肾病（慢性肾功能不全）
　　・头部外伤
　　・大面积烧烫伤
　　・胶原病
　3. 医源性及中毒性十二指肠炎
　　・多次胰腺胆道系统手术
　　・放射性损伤
　　・药物（非甾体抗炎药、碳酸镧等）
　　・自杀企图、误吸（盐酸、碱等）
　　・乙醇
　　・肝动脉栓塞疗法
Ⅲ. 十二指肠炎以外的非肿瘤性弥漫性病变
　　・淀粉样变性
　　・肠淋巴管扩张
　　・其他

EGPA：eosinophilic granulomatosis with polyangiitis，多血管炎性嗜酸性肉芽肿病；GPA：granulomatosis with polyangiitis，多血管炎性肉芽肿病；MPA：microscopic polyangiitis，显微镜下多血管炎；PAN：polyarteritis nodosa，结节性多动脉炎

散见关于细菌感染性疾病惠普尔病的报告[15, 16]。该病虽极罕见，但如不能及时诊断，却是可以发展为致死性经过的全身感染性疾病，因而，该病是内镜诊断中重要性很高的疾病之一，希望与其他感染性疾病一起，确认其特征性的内镜所见。

在炎性肠病中，作为克罗恩病的十二指肠病变，除口疮样溃疡或糜烂外，还发现特征性的凹槽样外观、串珠状隆起等，成为诊断基准的"副所见"[17]。另外，有报道[17, 18]称，在溃疡性结肠炎、白塞病和单纯性溃疡等疾病中发现呈类似于小肠或大肠病变形态的十二指肠病变。虽然这些所见表现多样，发生率也各不相同，但重要的是其能够成为炎症性肠病诊断契机的所见。

关于血管炎，一直以来被采用的 Chapel Hill 分类（CHCC，Chapel Hill Consensus Conference, 1994）近年被修订（CHCC，2012），增加了对象疾病，分类被细化[19]。此外，被冠以人名的疾病名称变更为基于病因和病态等的疾病名称[19]。除比较多见的 IgA 血管炎[20]外，近年来关于其他血管炎的十二指肠病变的报告也正在被汇总整理[21]，希望能够与新名称一起，重新整理内镜所见。

关于全身性淀粉样变性疾病，十二指肠是内镜下活检淀粉样物质沉积阳性率最高的部位，被作为最适于该病诊断的检查部位[22]。关于该疾病，在《淀粉样变性诊疗指南 2010》发布以后，免疫染色被优先用于淀粉样蛋白种类的判别，由于非淀粉样蛋白 A 淀粉样变性的诊断严格化的结果[23]，近年来散见呈消化道病变的关于 TTR 淀粉样变性病例的报告[24, 25]。尤其是对于近年来增加的老年性淀粉样变性的消化道病变，仍有未作出诊断的潜在的可能性。淀粉样蛋白 A 变性有减少倾向，淀粉样轻链蛋白变性比例正在相对增加，期待通过十二指肠病变进一步阐明其和 TIR 淀粉样变性的病态。

这些非肿瘤性弥漫性病变均是罕见性疾病，并且病理组织学表现大多停留于非特异性所见。在通过内镜检查施行活检时，鉴别从内镜下所见所认定的疾病，将充分的信息传递给病理医生变得非常重要。为此，希望能深入了解本书中记载的各种疾病的内镜表现和病理组织学所见。

结语

十二指肠球部至降部处于"覆盖小肠上皮的胃"的状态，在进行隆起性病变的诊断时，希望将源于胃型上皮的肿瘤样病变或肿瘤性病变作为鉴别疾病予以关注。并且，同一部位是可常规观察的"小肠的一部分"，通过发现特异性的炎症性病变，可以成为弥漫性病变和全身性疾患的诊断契机。

除这些非乳头部病变外，也希望大家了解乳头部或副乳头部病变中的腺瘤或癌、恶性淋巴瘤、神经内分泌肿瘤和 IgG4 相关疾病等的特征性内镜表现。

笔者期待本书能有助于今后的临床实践。

参考文献

[1] 落合康利，木口賀之，光永豊，他．十二指腸上皮性腫瘍の内視鏡診断内視鏡のスクリーニングと通常観察—私はこうしている．胃と腸 51：1529–1534，2016

[2] 小山恒男，高橋亜紀子，依光展和．十二指腸上皮性腫瘍の内視鏡診断内視鏡のスクリーニングと通常観察—私はこうしている．胃と腸 51：1536–1542，2016

[3] 両角敦郎，藤野雅之．十二指腸腫瘍および腫瘍様病変—文献の考察．胃と腸 28：621–626，1993

[4] 味岡洋一，渡辺英伸，成沢林太郎，他．十二指腸の腫瘍・腫瘍様病変の病理．胃と腸 28：627–638，1993

[5] 服部行紀，松原亜季子，関根茂樹，他．十二指腸の腫瘍・腫瘍様病変の病理診断—腫瘍様上皮性病変とそれら由来の腫瘍の病理学的特徴．胃と腸 46：1596–1603，2011

[6] 九嶋亮治．十二指腸非乳頭部における腫瘍様病変と腫瘍の組織発生．日消誌 115：160–167，2018

[7] Kushima R, Manabe R, Hattori T, et al. Histogenesis of gastric foveolar metaplasia following duodenal ulcer; a definite reparative lineage of Brunner's gland. Histopathology 35：38–43, 1999

[8] 関根茂樹．十二指腸の上皮性腫瘍．病理と臨 34：963–967, 2016

[9] 原田英，蔵原晃一，大城由美，他．NBI 併用拡大観察が有用であった Brunner 腺由来の十二指腸癌の1例．胃と腸 51：1617–1625，2016

[10] 菊池英純，羽賀敏博，三上達也，他．3 年の経過にて胃腺窩上皮化生を呈した十二指腸 Brunner 腺過誤腫の1例．胃と腸 53：255–257, 2018

[11] Toba T, Inoshita N, Kaise M, et al. Clinicopathological features

of superficial non-ampurally duodenal epithelial tumor ; gastric phenotype of histology correlates to higher malignant potency. J Gastroenterol 53： 64-70, 2018

[12] Hida R, Yamamoto H, Hirahashi M, et al. Duodenal neoplasms of gastric phenotype ; an immunohistochemical and genetic study with a practical approach to the classification. Am J Surg Pathol 41： 343-353, 2017

[13] 江﨑幹宏，松本主之．びまん性病変．胃と腸 52： 624-625, 2017

[14] 飯田三雄．十二指腸の非腫瘍性びまん性病変．胃と腸 37： 759-761, 2002

[15] 平野昭和，平井郁仁，高田康道，他．画像所見にて診断し経過観察をしえた Whipple 病の 1 例．胃と腸 51： 1626-1634, 2016

[16] 長末智寛，蔵原晃一，八板弘樹，他．電子顕微鏡所見と PCR 法で確診した Whipple 病の 1 例．日消誌 113： 1894-1900, 2016

[17] 坂谷慧，藤谷幹浩，嘉島伸，他．炎症性腸疾患の上部消化管病変．胃と腸 48： 636-644, 2013

[18] 高木靖寛，八尾恒良，松井敏幸，他．単純性潰瘍および腸型 Behçet 病の X 線，内視鏡所見の検討─両者の病変分布，多発病変について．胃と腸 38： 229-242, 2003

[19] 平田一郎．血管炎の消化管病変．胃と腸 50： 1349-1352, 2015

[20] 江﨑幹宏，梅野淳嗣，前畠裕司，他．血管炎による消化管病変の臨床診断─IgA 血管炎〔Henoch-Schçnlein 紫斑病〕．胃と腸 50： 1363-1371, 2015

[21] 岡本康治，蔵原晃一，江﨑幹宏，他．血管炎による消化管病変の臨床診断─好酸球性多発血管炎性肉芽腫症〔Churg-Strauss 症候群〕．胃と腸 50： 1372-1380, 2015

[22] 多田修治，飯田三雄，檜沢一興，他．アミロイドーシスにおける上部消化管病変の特徴．胃と腸 29： 1357-1368, 1994

[23] 平田一郎．消化管アミロイドーシス─肉眼病変の概要．胃と腸 49： 273-276, 2014

[24] 松井繁長，樫田博史，高山政樹，他．胃癌類似形態を呈した胃限局性 ATTR アミロイドーシスの 1 例．胃と腸 49： 377-384, 2014

[25] 鎌野俊彰，平田一郎，大宮直木，他．消化管病変を呈した老人性全身性アミロイドーシスの 1 例．胃と腸 49： 366-375, 2014

希望大家了解的十二指肠病变的病理
——除腺瘤、癌之外的非乳头部病变和乳头部肿瘤

石田 和之[1]

永塚 真

田中 义人

佐藤 绫香

杉本 亮

藤田 泰子

刑部 光正

上杉 宪幸

鸟谷 洋右[2]

梁井 俊一

小穴 修平

中村 昌太郎

松本 主之

菅井 有[1]

摘要●本文就腺瘤或腺癌之外的非乳头部十二指肠病变和乳头部病变（乳头癌）的病理组织学特征进行说明。在非乳头部十二指肠病变中，在内镜下鉴别局限性病变（主要是隆起性病变）是非肿瘤性的异位胃黏膜、Brunner 腺增生、错构瘤等病变还是肿瘤有时是很困难的。弥漫性病变大多是非肿瘤性的，也可观察到伴于全身性疾病的弥漫性病变。从病理组织学角度正在整理各疾病诊断的定义、恶性度的评价方法，对病理组织学特征的理解是很重要的。另一方面，也已开始进行内镜切除乳头部病变的尝试。尤其是乳头癌，虽然临床处置很重要，但尚有许多不明之处，期待通过临床病理学以及分子生物学得以阐明。

关键词　非乳头部十二指肠病变　局限性病变　弥漫性病变　乳头癌　病理组织学所见

[1] 岩手医科大学医学部病理诊断学讲座　〒020-8505 盛冈市内丸 19-1
　　E-mail：ishidaka@iwate-med.ac.jp
[2] 同　内科学讲座消化器内科消化管分野

前言

　　一般认为，在十二指肠，非乳头部病变和乳头部或副乳头部病变是完全不同的类别。在消化道，小肠的恶性肿瘤发生率很低，仅占约 5%[1]，十二指肠和小肠一样，处置原则尚未完备。另一方面，现阶段关于乳头部或副乳头部病变根据"胆管癌处置原则"[2] 已有规定。在本文中，笔者将阐述除在日本《胃与肠》（2016.11）已报道的十二指肠腺瘤或腺癌之外的十二指肠非乳头部病变的病理组织学特征，而关于乳头部或副乳头部病变则主要就乳头癌进行阐述，也想述及亚型分类的问题。

非乳头部十二指肠病变的分类（局限性病变和弥漫性病变）

　　非乳头部十二指肠病变（以下简称"十二指肠病变"）在内镜下被分为隆起性病变和弥漫性病变，但严谨地说，隆起性病变可换言为凹陷性病变和局限性病变。在**表1**中列出了根据肉眼形态特征和肿瘤性或非肿瘤性的十二指肠病变的分类。十二指肠病变中，虽然局限性病变的特征是肿瘤性或非肿瘤性的都多，但弥漫性病变大多是非肿瘤性的，相伴于全身性疾病的十二指肠病变也是其特征之一。

1. 局限性病变（主要是隆起性病变）

　　十二指肠的肿瘤性病变的代表是上皮性肿瘤（腺瘤或腺癌），此外，还有恶性淋巴瘤、胃

表1 形态和肿瘤或非肿瘤所引起的非乳头部十二指肠病变的分类

	局限性病变（隆起，凹陷）	弥漫性病变
肿瘤	◦腺瘤　◦淋巴管瘤　◦血管瘤　◦平滑肌瘤 ◦神经鞘瘤　◦脂肪瘤　◦癌　◦恶性淋巴瘤 ◦胃肠道间质瘤　◦类癌瘤或神经内分泌肿瘤 ◦神经节细胞性副神经节瘤　◦其他脏器癌的转移	◦恶性淋巴瘤
非肿瘤	◦胃上皮化生　◦异位胃黏膜　◦Brunner 腺增生 ◦异位腺癌　◦错构瘤　◦黏液分泌型息肉 ◦炎症性纤维性息肉　◦十二指肠憩室	◦十二指肠炎　◦伴于感染的十二指肠炎 ◦淋巴管扩张　◦淋巴滤泡增生 ◦全身性疾病的十二指肠病变（克罗恩病、溃疡性结肠炎、移植物抗宿主病、淀粉样变性、血管炎、胶原病）

GIST：胃肠道间质瘤；NET：神经内分泌肿瘤；GVHD：移植物抗宿主病

肠道间质瘤（gastrointestinal stromal tumor，GIST）、类癌瘤（carcinoid tumor）或神经内分泌肿瘤（neuroendocrine tumor，NET）、淋巴管瘤、血管瘤等。另一方面，在非肿瘤性病变中，将肉眼所见有隆起的呈特征性组织学表现的病变也叫作肿瘤样病变，呈多种内镜表现。异位胃黏膜、Brunner 腺增生、异位胰腺、错构瘤等即相当于此。据报道[3]，在肿瘤样病变中，异位胃黏膜和Brunner 腺增生约占 80%。在其单独发生的情况下，内镜下与上皮性肿瘤的鉴别有时比较困难。

2.弥漫性病变

　　虽然肿瘤性的弥漫性病变很少，但恶性淋巴瘤中的黏膜相关淋巴组织（mucosa-associated lymphoid tissue，MALT）淋巴瘤有时呈弥漫性状态，所以有必要加以注意[4]。非肿瘤性病变大多是非特异性十二指肠炎或伴于感染的十二指肠炎，也列举了与淋巴管扩张、淋巴滤泡增生等的鉴别。作为非肿瘤性的弥漫性病变中，有时可以看到伴于全身性疾病的十二指肠病变。据知克罗恩病、溃疡性结肠炎、移植物抗宿主病（graft versus host disease，GVHD）、淀粉样变性、血管炎、胶原病等在十二指肠中也会发生。

对于十二指肠病变的病理组织学诊断

　　就笔者所在科室 2013—2017 年间进行的病理组织学诊断的十二指肠活检、内镜下黏膜切除术（endoscopic mucosal resection，EMR）、内镜下黏膜下层剥离术（endoscopic submucosal dissection，ESD）的检体标本进行了研究分析。研究对象共907 例，其中男性 601 例（66.3%），女性 306 例（33.7%），年龄中间值为 59 岁（2～91 岁）。合计对 1000 处病变进行了组织学诊断。对标本采取的检验方法为活检的 967 处（96.7%），EMR 的26 处（2.6%），ESD 的 7 处（0.7%）。对于上皮性肿瘤的肠型腺瘤，基于大肠病变的基准进行了诊断。被怀疑为全身性疾病的十二指肠病变而进行随机活检的病例计为 1 处病变。十二指肠炎被认为伴有中性粒细胞浸润的活动性炎症特征，克罗恩病被限定于在下消化道有确切诊断而且在十二指肠活检有肉芽肿的病例。

　　组织学诊断的详细内容如**表2**所示。局限性病变和弥漫性病变的比例分别是 29.7% 和19.7%，其他（异型上皮、非特异性所见）占50.6%。在局限性病变中，肿瘤占全体的 13.5%。在局限性病变的 135 处肿瘤病变中，以腺瘤、恶性淋巴瘤、腺癌为多，3 种组织型占 110 处病变（81.5%）。腺瘤为 61 处病变，其中肠型（管状）腺瘤 58 处病变（95.1%），胃型（幽门腺型）腺瘤 3 处病变（4.9%）。腺癌 16 处病变的最优势组织型是高分化型管状腺癌 11 处病变（68.8%），中分化型管状腺癌 2 处病变（12.5%），低分化型管状腺癌 3 处病变（18.8%）。恶性淋巴瘤共33 处病变（3.3%），在非上皮性肿瘤中发生率最高；按组织亚型占比的顺序分别是滤泡性淋巴瘤 12 处病变（36.4%），弥漫性大细胞型 B 细胞淋巴瘤 7 处病变（21.2%），MALT 淋巴瘤 5 处病变（15.2%）。非肿瘤性病变占全体的 16.1%。在

表2 在笔者所在科室诊治的十二指肠病变的组织学诊断（活检、内镜的切除标本）

形态分类	肿瘤或非肿瘤的分类	疾病	例数	百分比（%）
局限性病变（隆起或凹陷）297（29.7%）	肿瘤 135（13.5%）	腺瘤	61	(6.1)
		腺癌	16	(1.6)
		淋巴管瘤	8	(0.8)
		恶性淋巴瘤	33	(3.3)
		胃肠道间质瘤	2	(0.2)
		其他脏器癌的转移、浸润	15	(1.5)
	非肿瘤 162（16.2%）	胃上皮化生	102	(10.2)
		异位胃黏膜	35	(3.5)
		Brunner 腺增生	23	(2.3)
		异位胰腺	1	(0.1)
		错构瘤	1	(0.1)
弥漫性病变 197（19.7%）	肿瘤 0（0%）	—	—	—
	非肿瘤 197（19.7%）	十二指肠炎或溃疡	182	(18.2)
		淋巴管扩张	1	(0.1)
		淀粉样变性	10	(1.0)
		克罗恩病	2	(0.2)
		移植物抗宿主病	2	(0.2)
其他 506（50.6%）		异型上皮	20	(2.0)
		无特征性所见	486	(48.6)

百分比是相对于合计 1000 处病变的值

局限性非肿瘤性病变 162 处病变中，胃上皮化生 102 处病变（63.0%），异位胃黏膜 35 处病变（21.6%），Brunner 腺增生 23 处病变（14.2%），以上 3 种组织型占大部分。未见有弥漫性病变的肿瘤，认为其发生率非常低。非肿瘤病变占全部的 19.7%，若限于弥漫性病变的非肿瘤 197 处病变，十二指肠炎或溃疡占有 182 处病变（92.4%）。此外，尽管发生率低，还见有淀粉样变性、克罗恩病、GVHD 等多种疾病的组织学特征。

希望大家了解的十二指肠病变的组织影像学特征

就本文研究课题的除十二指肠腺瘤或腺癌以外的非乳头部十二指肠病变，以代表性疾病为中心阐述如下：

1. 局限性肿瘤性病变

1) 恶性淋巴瘤

在好发于十二指肠的恶性淋巴瘤中，近年来发病率增加的是滤泡性淋巴瘤[5-7]（**图1**）。其好发于十二指肠降部，以内镜下有白色小颗粒状隆起小息肉状多发为特征（**图1a**）。病理组织学上，小型至中型的淋巴细胞在黏膜上形成大小不等的结节结构增殖（**图1b、c**）。淋巴瘤细胞似充满绒毛间质也是其特征，表现为内镜下的白色小颗粒状隆起。在十二指肠中很少混杂有大型淋巴瘤细胞（中心母细胞），大多是 1～2 级的低级别的淋巴瘤细胞[8]。

与胃和大肠原发的滤泡性淋巴瘤与肉眼观察呈肿瘤和溃疡等多种组织学特征、病理组织学上肿瘤甚至扩展到固有肌层和浆膜下组织这一点相比较[9]，十二指肠的滤泡性淋巴瘤具有稍不同的特征。

滤泡性淋巴瘤的肿瘤细胞来源于胚中心 B 细胞，在免疫染色时，B 细胞系标志物 CD20 和胚中心标志物 CD10、BCL6 呈阳性；CD10 阳性细胞呈 BCL2 阳性（**图1d～f**）。消化道滤泡性淋巴瘤的预后良好，在高田等[8]对 125 例本病的研究中，未见向弥漫性大细胞型 B 细胞淋巴

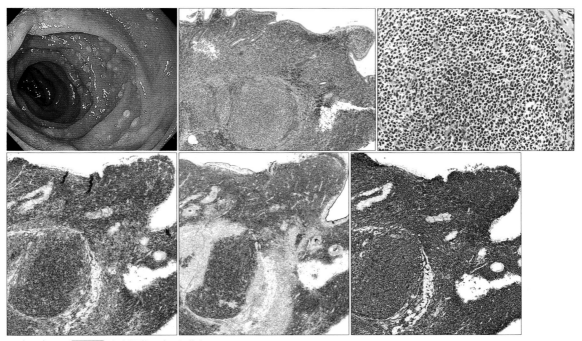

a	b	c
d	e	f

图1 滤泡性淋巴瘤（1期）
a 常规内镜图像（见有多发的白色颗粒状病变）。
b ~ f 活检标本的病理组织学图像。
b 呈大小不等的结节结构，异型淋巴细胞增殖。
c 小型至中型的淋巴细胞为主体。
d CD20 阳性。
e CD10 阳性。
f BCL2 阳性。

瘤的转化。此外，在消化道原发性恶性淋巴瘤中，高发的 MALT 淋巴瘤和弥漫性大细胞 B 细胞淋巴瘤在十二指肠也有发生。恶性淋巴瘤因组织亚型不同而恶性度、治疗方法不同，所以有必要通过病理诊断进行确诊。

2）胃肠道间质瘤（GIST）**（图2）**

　　GIST 是显示向参与消化道运动的 Cajal 间质细胞分化的肿瘤，约占间叶源性肿瘤的 80%。其发生于整个消化道中，发生部位分别是胃占 60% ~ 70%，小肠占 20% ~ 30%，十二指肠比较少见，占 5%[10]。内镜下呈表面被已存的十二指肠黏膜覆盖的黏膜下肿瘤样半球状形态**（图2a）**。若是极早期的 GIST，推测与类癌瘤等实质性的由十二指肠黏膜覆盖表面的其他 SMT 样病变难以鉴别。但当 GIST 发展时，根据病理组织学，大多在深部的固有肌层形成连续而边界

清楚的肿瘤；在超声内镜检查中，通过确认与第 4 层（固有肌层）的连续性，可以鉴别以第 2 ~ 3 层（黏膜肌层至黏膜下层）为主的病变。据知，十二指肠的 GIST 与胃的 GIST 相比，具有病理组织学上恶性程度高、发现时的肿瘤直径大、管外发育型多、在十二指肠球部以外有出血·贫血·腹痛·触知肿瘤等症状的病例较多等特征[11]。也有在 45.5% 病例中见有表面溃疡形成的报道[12]，一般认为是由于十二指肠 GIST 在进一步发展的状态下被发现的缘故。

　　在病理组织学上，虽然具嗜酸性纤维性细胞质的纺锤形肿瘤细胞呈束状增殖为 GIST 的基本特征**（图2b）**，但也见有由上皮样细胞构成的病例和上皮样细胞与纺锤形细胞混杂的病例**（图2c）**。在确定诊断中，KIT（CD117）、CD34 是有用的指标**（图2d、e）**，DOG1（发现于 GIST）

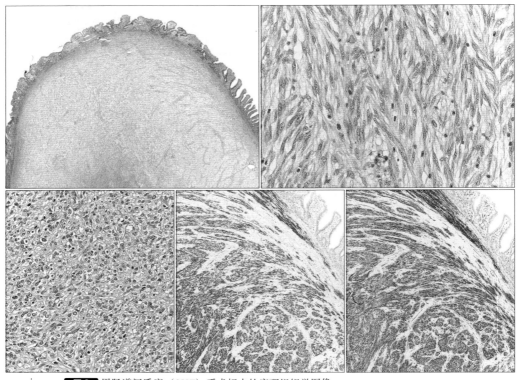

a	b
c	d	e

图2 胃肠道间质瘤（GIST）手术标本的病理组织学图像

a 在黏膜下层见有实体肿瘤。
b 纺锤形细胞束状增殖。
c 也有部分可观察到呈上皮样细胞形态的区域。
d KIT 阳性。
e CD34 阳性。

也与 KIT 呈同等的阳性率[13-15]。在进一步的 GIST 诊断中，*c-kit* 基因或 *PDGFRA* 基因的功能获得性突变的检出也是有用的指标[16, 17]。推测 GIST 复发风险的尝试最初采用的是将核分裂象数和肿瘤直径组合的 Fletcher 分类[18]，还采用考虑肿瘤发生部位的 Miettinen 分类[19] 和将肿瘤被膜破裂病例作为高风险的改良 Fletcher 分类（Joensuu 分类）[20]。

3）类癌瘤或神经内分泌肿瘤（NET）**（图3）**

在 WHO 分类（2010）中，将表现向神经内分泌分化的肿瘤全部总称为 NET，根据核分裂象和 Ki-67 标记指数被分类为 G1、G2 和神经内分泌癌（NEC）[21]。另一方面，类癌瘤是由低异型度细胞构成，呈特征性组织结构和缓慢发育的内分泌肿瘤，其绝大部分相当于 NET 的 G1。在

日本，消化道的类癌瘤按直肠、胃、十二指肠的顺序多发，十二指肠是好发部位之一[22]。由于类癌瘤发生于存在内分泌细胞的黏膜深层，在其深部的黏膜下层增殖，所以内镜表现为黏膜下肿瘤样，呈阔基性或亚带蒂性（**图3a**）。通过白色光内镜观察，在表面可见有明显隆起、呈黄白色、略扩张的血管，推测系由均质细胞构成的血管丰富的实体瘤存在于黏膜固有层深部至黏膜下层，挤压浅层血管所致。病理组织学图像与其他的消化道类癌瘤一样，是均一形态的，小型上皮性肿瘤细胞呈索状、丝带状、腺管状等各种组织结构（**图3b、c**）。其特征是：肿瘤细胞的细胞质呈嗜酸性、微小颗粒状；核为小圆形至卵圆形；缺乏细胞异型。免疫组织化学方面，嗜铬粒蛋白A、突触小泡蛋白、

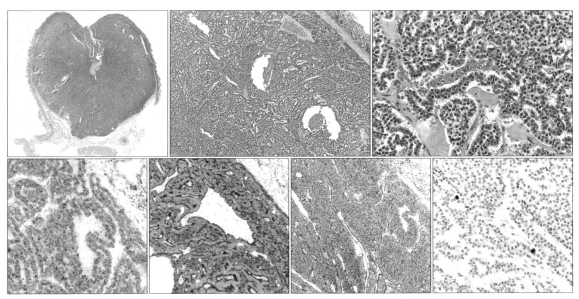

a	b	c
d	e	f	g

图3 类癌瘤或神经内分泌肿瘤（NET）（1期）手术标本的病理组织学图像

a,b 在黏膜下层见有边界清楚的实体肿瘤。其间有丰富的血管联系。

c 具有类圆形核的细胞呈索状、丝带状、实体胞巢状增殖。

d 嗜铬粒蛋白 A 阳性。

e 突触小泡蛋白阳性。

f CD56 阳性。

g Ki-67 标记指数＜ 1%。

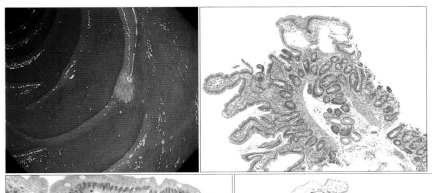

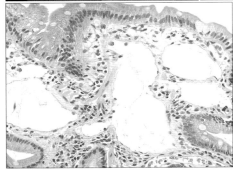
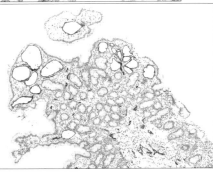

图4 淋巴管瘤

a 常规内镜图像（见有白点状的局限性病变）。

b,c 活检标本的病理组织学图像。

b 在黏膜固有层见有扩大的淋巴管集簇存在。

c 淋巴管内腔裱褙有 1 层内皮细胞。

d 确认有 D2-40 阳性的淋巴管。

a	b
c	d

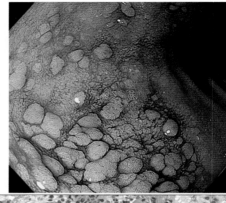

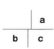

图5 异位胃黏膜
a 常规内镜图像（见有散在的球状隆起）。
b,c 活检标本的病理组织学图像。
b 表层有胃黏膜上皮覆盖。
c 在胃黏膜上皮的深部可见胃底腺。

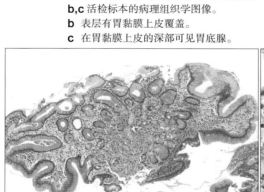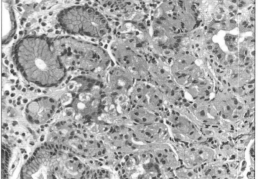

CD56 为阳性，Ki-67 标记指数大多为低值（**图 3d ~ g**）。

4）淋巴管瘤 **（图 4）**

十二指肠原发淋巴管瘤占消化道非上皮性肿瘤的 0.9% ~ 2.9%，很少见 [23]。病理组织学方面，由于从黏膜固有层到黏膜下层各种大小的淋巴管集簇形成肿瘤状，内镜下呈黏膜下肿瘤样，表面的白点状所见反映淋巴管内潴留的淋巴液（**图 4a、b**）。在淋巴管的内腔裱褙有 1 层扁平或肿大的有核的内皮细胞（**图 4c**）。免疫组织化学方面，通过确认 D2-40 阳性的淋巴管内皮细胞的裱褙能够做出更客观的诊断（**图 4c**）。

5）脂肪瘤

脂肪瘤占消化道良性肿瘤的 4%。其发生部位大肠最多，十二指肠约占 4%，非常少见 [24]。在十二指肠的发生部位，降部约占总数的近半数，然后依次是球部、水平部 [25]。肉眼形态以带蒂性最多，其次是亚带蒂性、无蒂性。病理组织学方面，表面有正常黏膜覆盖，在其深部有大

型均质的成熟脂肪细胞增殖，形成肿瘤。内镜下呈表面黄色的黏膜下肿瘤样隆起，但被覆正常黏膜，是反映在其深部有脂肪细胞增殖的柔软肿瘤的所见。

6）神经节细胞性副神经节瘤

神经节细胞性副神经节瘤是发生于十二指肠乳头部及其近旁的罕见肿瘤。Dahl 等 [26] 将其作为神经节神经瘤首次报道。内镜下呈 SMT 样形态，表面凹凸不平，大多呈结节或颗粒状，多见有溃疡和糜烂等 [27]。其特征是：病理组织学上由呈 3 种不同分化的细胞成分构成，见有上皮样细胞、纺锤形细胞、神经节细胞混杂存在。它是向神经内分泌分化的肿瘤，从伴有丰富的血管性间质增殖这一点考虑，希望在观察到出血时给予迅速的应对处置。

2. 局限性非肿瘤性病变

1）异位胃黏膜 **（图 5）** 和胃上皮化生

异位胃黏膜和胃上皮化生常常被混淆。一般认为，表层的胃黏膜上皮和胃底腺俱全的是异位

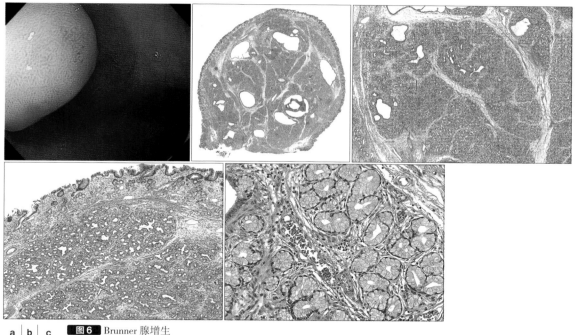

<table>
<tr><td>a</td><td>b</td><td>c</td></tr>
<tr><td>d</td><td colspan="2">e</td></tr>
</table>

图6 Brunner 腺增生
a 常规内镜图像（呈黏膜下肿瘤样形态）。
b～e 活检标本的病理组织学图像。
b 在黏膜下层形成分叶状增生的腺瘤。
c 其间也见有扩张的导管。
d 表层由胃上皮化生所覆盖。
e 未见异型的 Brunner 腺的增生。

胃黏膜，是先天性病变。在黏膜被充分采取的标本中，发现覆盖黏膜表层的胃黏膜上皮，以及在其深部发现含有主细胞和胃底腺细胞，方可以组织学诊断为异位胃黏膜（**图5b、c**）。

另一方面，胃上皮化生是以胃黏膜上皮置换了十二指肠绒毛上皮的状态，一般认为是在炎症后的修复过程中发生的后天性病变。内镜下，胃黏膜上皮被覆的十二指肠隆起性病变被分为4型：①球状隆起散在型（**图5a**）；②集簇隆起型；③糜烂隆起型；④颗粒状隆起型。也有报道[28]称：①球状隆起散在型中包括异位胃黏膜和胃上皮化生；②集簇隆起型与异位胃黏膜一致；③糜烂隆起型与胃上皮化生一致；④颗粒状隆起型与胃上皮化生一致。

2) Brunner 腺增生 **(图6)**

Brunner 腺增生多发于已有 Brunner 腺分布的十二指肠球部至降部。由于从十二指肠黏膜固有层的深层到黏膜下层形成肿瘤，内镜下呈表面平滑、无蒂以及带蒂的黏膜下肿瘤样形态（**图6a、b**）。Brunner 腺上皮呈分叶状结构增生，其特征是保有由导管和腺泡构成的已有的小叶结构（**图6c、d**）。Brunner 腺上皮细胞的核为小型，偏于基底侧，未见细胞异型（**图6e**）。其表面多呈胃上皮化生，这种情况下有时在内镜下难以与异位胃黏膜、胃上皮化生等相鉴别。

3) 错构瘤 **(图7)**

错构瘤是在脏器和器官中由于固有的细胞和组织成分过度增加而形成的巢状、肿瘤状病变。十二指肠错构瘤以 Peutz-Jeghers 型息肉为代表，也见有 Brunner 腺错构瘤、幼年性息肉等。Peutz-Jeghers 型息肉多发生于十二指肠降部，类似于在 Peutz-Jeghers 综合征散在性发生于胃、

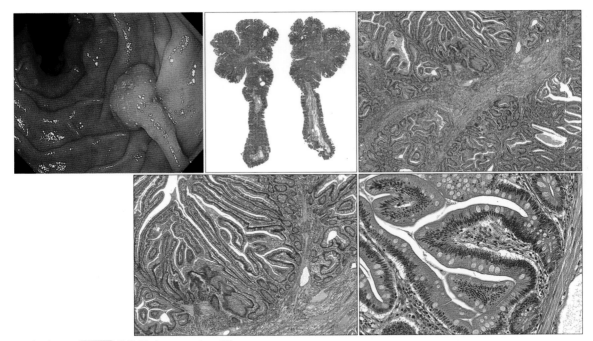

a	b	c
d	e

图7 错构瘤（Peutz-Jeghers 型）
a 常规内镜图像（见有带蒂息肉）。
b ~ e 活检标本的病理组织学图像。
b 见有分叶状结构。
c 黏膜肌层呈树枝状分支、增生。
d 上皮细胞沿黏膜肌层增生。
e 观察到伴有杯状细胞的上皮。

小肠、大肠的息肉，呈带蒂性或亚带蒂性形态（**图7a**）。其表面呈脑回状、分叶状，病理组织学上，上皮细胞以树枝状分支的黏膜肌层为轴增生（**图7b、c**）。上皮细胞的构成和结构与正常黏膜相同，虽然有时表现为增生，但在各细胞中未见异型（**图7d、e**）。

3. 弥漫性病变

1) 恶性淋巴瘤

肠道淋巴瘤的大体形态被分为5型：①隆起型；②溃疡型；③多发性淋巴瘤性息肉病（multiple lymphomatous polyposis，MLP）型；④弥漫型；⑤混合型[29]。弥漫型是可观察到弥漫性皱襞肿大的类型，MALT 淋巴瘤的特殊型——免疫增生性小肠病（immunoproliferative small intestinal disease，IPSID）和 T 细胞性淋巴瘤是此类型的特征。尤其是 IPSID 好发于十二指肠至空肠，呈大

范围伴有微颗粒状黏膜或小隆起的弥漫型形态[4]。MALT 淋巴瘤是慢性炎症引起的、由淋巴组织发生的低恶性度淋巴瘤，淋巴上皮性损伤（lymphoepithelial lesion，LEL）形成、向浆细胞分化、单核细胞样 B 细胞增殖是其典型的组织学特征。另一方面，肠病相关 T 细胞性淋巴瘤是以腺管上皮内的 T 淋巴细胞为起源的肿瘤，恶性度高，具难治性。据淋巴瘤细胞常常向肠黏膜上皮内浸润这一点，一开始作为鉴别列举了 MALT 淋巴瘤，而通过免疫组织化学检查可以鉴别二者。

2) 淀粉样变性 （**图8**）

淀粉样变性是由于具有纤维结构的蛋白质——淀粉样物质沉积于全身脏器，引起脏器功能障碍的综合征。心脏、肾脏以及消化道是其好发部位，而活检证明，在消化道中以十二指肠的

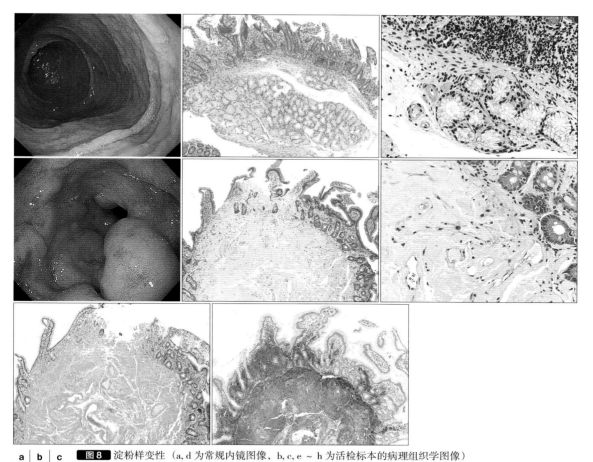

a	b	c
d	e	f
g	h	

图 8 淀粉样变性（a, d 为常规内镜图像，b, c, e ~ h 为活检标本的病理组织学图像）

a ~ c AA 型。
a 呈粗糙、颗粒状黏膜。
b 见有绒毛萎缩。
c 在小血管壁、间质见有淀粉样物质沉积（DFS 染色）。
d ~ h AL 型。
d 多发黏膜下肿瘤样隆起。
e 黏膜下层结构从黏膜固有层消失。
f 间质中沉积有弱嗜酸性的无定形物质。
g 见有淀粉样物质沉积（DFS 染色）。
h 淀粉样蛋白 P 阳性。

淀粉样物质沉积阳性率较高[30]。淀粉样物质在病理组织学 HE 染色中为弱嗜酸性无定形物，在淀粉样物质特殊染色中染成橙红色，偏光显微镜下呈绿色。在淀粉样物质染色中，除刚果红染色外，也有采用直接坚牢猩红 4BS 进行刚果红染色（DFS 染色）的。免疫组织化学方面，淀粉样蛋白 P、载脂蛋白 E（apolipoprotein E，ApoE）染色可用于检出淀粉样物质。近年来，已有采用免疫组织化学染色进行淀粉样变性的病型诊断[31]。

多见于消化道的全身性淀粉样变性有以炎症的急性期蛋白——血清淀粉样蛋白 A（serum amyloid A protein，SAA）为前体物的淀粉样蛋白 A（amyloid A，AA）型沉积的继发性或反应性 AA 淀粉样变性，以及由免疫球蛋白轻链构成的淀粉样蛋白轻链（amyloid light chain，AL）型沉积的原发性或骨髓瘤合并 AL 淀粉样变性。十二

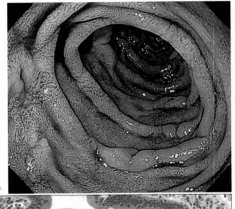

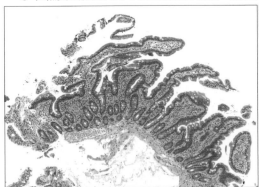

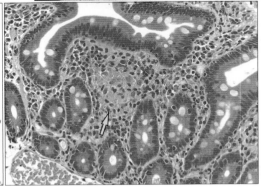

图9 克罗恩病
a 常规内镜图像（呈切迹状外观）。
b,c 活检标本的病理组织学图像。
b 保持有黏膜的绒毛结构。
c 在黏膜固有层见有非干酪性上皮样肉芽肿（黄色箭头）。

指肠的淀粉样变性的内镜所见在 AA 型和 AL 型中不同[32]，其差异反映着病理组织学的所见[33]。AA 型淀粉样物质沉积于毛细血管和小血管壁、黏膜固有层，在间质呈小结节状沉积表现，因此在内镜下呈易引起黏膜病变的粗糙、颗粒状黏膜（图 8a ~ c）。AL 型淀粉样物质呈块状沉积于黏膜肌层、黏膜下层、固有肌层，内镜下大多呈多发结节状、黏膜下肿瘤样隆起（图 8d ~ h）。

3）炎性肠病（克罗恩病，溃疡性结肠炎，图 9）

克罗恩病中的上消化道病变多见。十二指肠病变主要见于球部至第二部，内镜下可观察到糜烂、口疮样病变、溃疡、切迹状外观（图 9a）、串珠状隆起等，尽管与大体形态不对应，但在病理组织学上，非干酪性上皮细胞样肉芽肿是最重要的（图 9b、c）。

溃疡性结肠炎主要发生于结肠，但近年来也见有上消化道病变。临床上否定幽门螺杆菌的相关性和其他疾病的可能性是重要的。内镜下以易损黏膜、细颗粒状黏膜、多发性疱疹为特征；病理组织学上呈伴基部浆细胞增多的弥漫性慢性活动性炎症、隐窝密度减少、杯状细胞减少、隐窝脓疡、隐窝扭曲等与结肠同样的所见。

十二指肠乳头癌的病理所见和亚型分类问题

十二指肠乳头癌（以下简称"乳头癌"）在日本基于"胆管癌处置原则"[2]进行诊断。将在笔者所在科室的乳头癌的临床病理学特征示于表 3 中。对象是在 2005—2017 年外科切除的病例中，据大体形态、病理组织学所见明显以乳头部为主的 41 例。肿瘤的长径（中值）为 20mm，肉眼型为肿瘤型的 27 例（65.9%），比例最大；优势组织型为分化型管状腺癌的 31 例，占 75.6%。TNM 分类的局部进展期（pT）停滞于乳头部黏膜或胆管括约肌的 pT1 为 12 例（29.3%），显示十二指肠浸润的 pT2 为 14 例（34.1%），显

表3 在笔者所在医院诊治的十二指肠乳头癌的临床病理学特征（手术标本）

例数	41
性别（男：女）	23（56.1%）：18（43.9%）
年龄中值（最小～最大）	71（32～82）岁
长径中值（最小～最大）	20（6～50）mm
肉眼分型（肿瘤型：混杂型：溃疡型）	27（65.9%）：11（26.8%）：3（7.3%）
组织分型（pap：tub1：tub2：por）	6（14.6%）：10（24.4%）：21（51.2%）：4（9.8%）
局部进展期（pT1：pT2：pT3：pT4）	12（29.3%）：14（34.1%）：14（34.1%）：1（2.4%）
淋巴结转移（pN0：pN1）	24（58.5%）：17（41.5%）
进展期（Ⅰ：Ⅱ：Ⅲ：Ⅳ）	21（51.3%）：19（46.3%）：1（2.4%）：0（0%）

各指标依据《胆管癌处置原则》（第 6 版）

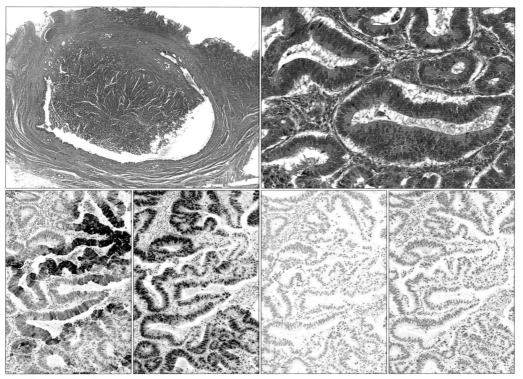

a	b
c	d	e	f

图10 乳头部腺癌手术标本的病理组织学图像

a 从十二指肠大乳头部确认在汇管部有肿瘤型肿瘤。

b 类似于大肠管状腺癌的圆柱状肿瘤细胞呈腺管状增殖。

c CK20 阳性。

d CDX2 阳性。

e MUC2 阴性。

f MUC1 阴性，一般 MUC2 大多为阳性，根据文献[37]，该病例为肠型。

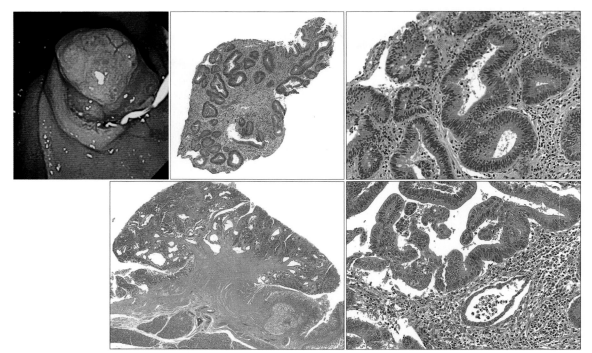

a	b	c
	d	e

图11 乳头部腺癌

a 内镜图像（为肿瘤型病变，表面平滑）。

b,c 术前活检标本的病理组织学图像。

b 见有排列紊乱的异型腺管。

c 细胞的极性保持较好。

d,e 手术标本的病理组织学图像（与 a～c 为同一病例）。

d 在乳头部见有带蒂的肿瘤，见有大小不等的腺管和紊乱的分支。

e 细胞异型、结构异型增加，发生浸润。

示浸润胰脏实质的 pT3 为 14 例（34.1%）。淋巴结转移虽见有 17 例（41.5%），但进展期到 Ⅱ 期的有 40 例（97.6%）。

在 WHO 分类（2010）中，乳头部病变作为"壶腹区肿瘤"单独列项，分别记载为"癌前病变"和"癌"[34]。其中腺癌进一步分为肠型腺癌（以下简称"肠型"）和胆胰型腺癌（以下简称"胆胰型"）。肠型与结肠的管状腺癌类似，具有嗜酸性细胞质的假复层柱状上皮呈单腺管至筛状结构增殖（**图10**）。在活检中细胞异型较差，当基于结肠的标准时，偶尔遇到需要与腺瘤鉴别的病例；但在手术标本中，大多数情况下在深部向间质浸润，需要注意（**图11**）。另一方面，胰胆型类似于胰管和肝外胆管的腺癌，与肠型相比，由具圆形核、不显示假复层的立方状至柱状上皮构成，伴有丰富的结缔组织增生性基质，呈单一腺管状、分支腺管状增殖（**图12**）。

乳头部腺癌最初由木村等[35，36]分为肠型和胆胰型 2 种亚型。木村等[35]将肠型定义为组织形态特征表现为由十二指肠乳头（Ad）和汇管区（Ac）发生的病变，报道其发生率为 25%。但在 WHO 分类（2010）中，发生部位在定义中未被述及，肠型的发生率高达 50%～80%。也有尝试[37，38]通过免疫组织化学方法分类为肠型（或非胆胰型）、胆胰型的，主要利用 CK20、CDX2、MUC2、MUC1 的组合。但关于使用这些标志物的免疫组织化学分类的意义尚未取得共识[39]。

在笔者所在科室的 41 例乳头癌中，根据 Ang 等[37]的分类，肠型为 22 例（53.7%），胆胰

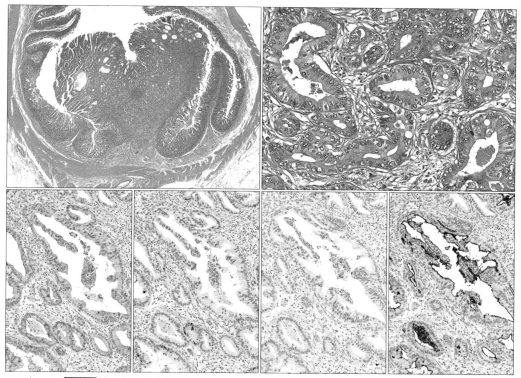

a	b
c	d	e	f

图12 乳头部腺癌手术标本的病理组织学图像

a 在汇管部见有肿瘤型肿瘤。

b 类似于胆胰的腺癌,具有圆形核的圆柱状肿瘤细胞呈腺管状增殖,纤维性间质增生明显。

c CK20 阴性。

d CDX2 阴性。

e MUC2 阴性。

f MUC1 阳性,根据文献[37],该病例为胆胰型。

型为 12 例 (29.2%),其他 7 例 (17.1%);根据 Chang 等[38] 的分类,非胆胰型为 36 例 (87.8%),胆胰型为 5 例 (12.2%)。但无论在哪种分类中,尽管胆胰型的脉管浸润发生率最高,但未发现与局部进展期、有无淋巴结转移及进展期之间的相关性。关于乳头部腺癌的亚型分类,目前尚无统一的见解,需要综合考虑在形态学特征、免疫组织学所见和分子生物学结果之间具有相关性的分类方法。

结语

　　关于十二指肠非乳头部病变(十二指肠腺瘤或腺癌除外),本文将其分为局限性病变(隆起性病变及凹陷性病变)和弥漫性病变,并阐

释了代表性疾病的组织所见。十二指肠病变的特征是:局限性病变中肿瘤、非肿瘤均多见;弥漫性病变中以非肿瘤多见,也包括伴于全身性疾病的十二指肠病变。关于乳头部病变,主要就乳头癌进行了阐述,也包括其亚型分类的现状。本文若能有助于加深读者对疾病概念和病理组织特征的理解,进行准确的鉴别诊断,笔者将不胜荣幸。

参考文献

[1] Siegel RL, Miller KD, Jemal A. Cancer statistics, 2018. CA Cancer J Clin　68:7–30, 2018

[2] 日本肝胆膵外科学会〔编〕. 臨床・病理胆道癌取扱い規約, 第 6 版. 金原出版, 2013

[3] 味岡洋一, 渡辺英伸, 成沢林太郎, 他. 十二指肠の腫

瘍・腫瘍様病変の病理. 胃と腸 28：627-638, 1993

[4] 中村昌太郎, 松本主之, 池上幸治, 他. 消化管原発 low-grade lymphoma—MALT リンパ腫：小腸・大腸 MALT リンパ腫の診断と治療. 胃と腸 49：635-647, 2014

[5] Yoshino T, Miyake K, Ichimura K, et al. Increased incidence of follicular lymphoma in the duodenum. Am J Surg Pathol 24：688-693, 2000

[6] 赤松泰次, 下平和久, 野沢祐一, 他. 十二指腸腫瘍をどうする—非上皮性腫瘍（非乳頭部）：十二指腸悪性リンパ腫の診断と治療. 消内視鏡 27：1142-1147, 2015

[7] Kodama M, Kitadai Y, Shishido T, et al. Primary follicular lymphoma of the gastrointestinal tract: a retrospective case series. Endoscopy 40：343-346, 2008

[8] Takata K, Okada H, Ohmiya N, et al. Primary gastrointestinal follicular lymphoma involving the duodenal second portion is a distinct entity: a multicenter, retrospective analysis in Japan. Cancer Sci 102：1532-1536, 2011

[9] 高田尚良, 岡田裕之, 岩室雅也, 他. 消化管原発 low-grade lymphoma—濾胞性リンパ腫とマントル細胞リンパ腫：濾胞性リンパ腫とマントル細胞リンパ腫の病理. 胃と腸 49：649-655, 2014

[10] Weiss SW, Goldblum JR. Enzinger and Weiss's Soft Tissue Tumors, 4th ed. Mosby, St. Louis, 2001

[11] 西田俊朗. 十二指腸 GIST に対する治療方針とその治療成績. 臨外 63：1565-1570, 2008

[12] 佐野村誠, 佐々木有一, 横濱桂介, 他. 早期胃癌研究会症例 特異な形態を呈した十二指腸 GIST の1例. 胃と腸 51：125-133, 2016

[13] Hirota S, Isozaki K, Moriyama Y, et al. Gain-of-function mutations of c-kit in human gastrointestinal stromal tumors. Science 279：577-580, 1998

[14] Miettinen M, Sobin LH, Sarlomo-Rikala M. Immunohistochemical spectrum of GISTs at different sites and their differential diagnosis with a reference to CD117 (KIT). Mod Pathol 13：1134-1142, 2000

[15] West RB, Corless CL, Chen X, et al. The novel marker, DOG1, is expressed ubiquitously in gastrointestinal stromal tumors irrespective of KIT or PDGFRA mutation status. Am J Pathol 165：107-113, 2004

[16] Hirota S, Nishida T, Isozaki K, et al. Gain-of-function mutation at the extracellular domain of KIT in gastrointestinal stromal tumours. J Pathol 193：505-510, 2001

[17] Hirota S, Ohashi A, Nishida T, et al. Gain-of-function mutations of platelet-derived growth factor receptor alpha gene in gastrointestinal stromal tumors. Gastroenterology 125：660-667, 2003

[18] Fletcher CD, Berman JJ, Corless C, et al. Diagnosis of gastrointestinal stromal tumors: A consensus approach. Hum Pathol 33：459-465, 2002

[19] Miettinen M, Lasota J. Gastrointestinal stromal tumors: pathology and prognosis at different sites. Semin Diagn Pathol 23：70-83, 2006

[20] Joensuu H, Vehtari A, Riihimaki J, et al. Risk of recurrence of gastrointestinal stromal tumour after surgery: an analysis of pooled population-based cohorts. Lancet Oncol 13：265-274, 2012

[21] Rindi G, Arnold R, Bosman FT, et al. Nomenclature and classification of neuroendocrine neoplasms of the digestive system. In Bosman FT, Carneiro F, Hruban RH, et al (eds). WHO Classification of Tumours of the Digestive System. IARC, Lyon, pp 13-14, 2010

[22] Soga J. Endocrinocarcinomas (carcinoids and their variants) of the duodenum. An evaluation of 927 cases. J Exp Clin Cancer Res 22：349-363, 2003

[23] 竹中靖彦. 消化管症候群—十二指腸リンパ管腫, リンパ管拡張症. 別冊日本臨床—消化管症候群, 上巻. pp 813-815, 1994

[24] Mayo CW, Pagtalunan RJ, Brown DJ. Lipoma of the alimentary tract. Surgery 53：598-603, 1963

[25] 妹尾重晴, 結城豊彦, 佐藤匡, 他. 内視鏡的に切除された十二指腸脂肪腫の3例. Gastroenterol Endosc 41：2533-2541, 1999

[26] Dahl EV, Waugh JM, Dahlin DC. Gastrointestinal ganglioneuromas; brief review with report of a duodenal ganglioneuroma. Am J Pathol 33：953-965, 1957

[27] 中村浩之, 小林文徳, 板倉勝, 他. 十二指腸 gangliocytic paraganglioma の1例. 日消誌 97：905-909, 2000

[28] 中井久雄, 田辺聡, 小泉和三郎, 他. 胃型被覆上皮を伴った十二指腸隆起性病変の診断. 胃と腸 36：1499-1506, 2001

[29] Nakamura S, Matsumoto T. Gastrointestinal lymphoma: recent advances in diagnosis and treatment. Digestion 87：182-188, 2013

[30] Tada S, Iida M, Iwashita A, et al. Endoscopic and biopsy findings of the upper digestive tract in patients with amyloidosis. Gastrointest Endosc 36：10-14, 1990

[31] 新井冨生, 松田陽子, 津山直子, 他. 消化管アミロイドーシスの病理診断. 胃と腸 49：287-299, 2014

[32] 前畠裕司, 江崎幹宏, 一瀬理沙, 他. 消化管アミロイドーシスの臨床像—画像診断を中心に：胃・十二指腸病変の特徴. 胃と腸 49：301-310, 2014

[33] Hokama A, Kishimoto K, Nakamoto M, et al. Endoscopic and histopathological features of gastrointestinal amyloidosis. World J Gastrointest Endosc 3：157-161, 2011

[34] Tumours of the Ampullary region. In Bosman FT, Carneiro F, Hruban RH, et al (eds). WHO Classification of Tumours of the Digestive System. IARC, Lyon, pp 82-94, 2010

[35] Kimura W, Futakawa N, Yamagata S, et al. Different clinicopathologic findings in two histologic types of carcinoma of papilla of Vater. Jpn J Cancer Res 85：161-166, 1994

[36] Kimura W, Futakawa N, Zhao B. Neoplastic diseases of the papilla of Vater. J Hepatobiliary Pancreat Surg 11：223-231, 2004

[37] Ang DC, Shia J, Tang LH, et al. The utility of immunohistochemistry in subtyping adenocarcinoma of the ampulla of vater. Am J Surg Pathol 38：1371-1379, 2014

[38] Chang DK, Jamieson NB, Johns AL, et al. Histomolecular phenotypes and outcome in adenocarcinoma of the ampulla of vater. J Clin Oncol 31: 1348–1356, 2013

[39] Xue Y, Reid MD, Balci S, et al. Immunohistochemical classification of ampullary carcinomas: critical reappraisal fails to Confirm Prognostic Relevance for recently proposed panels, and highlights MUC5AC as a strong prognosticator. Am J Surg Pathol 41: 865–876, 2017

Summary

Pathological Diagnosis of Duodenal Lesions — Non-ampullary Lesions without Adenoma or Carcinoma but with Ampullary Neoplasms

Kazuyuki Ishida[1], Makoto Eizuka,
Yoshihito Tanaka, Ayaka Sato,
Ryo Sugimoto, Yasuko Fujita,
Mitsumasa Osakabe, Noriyuki Uesugi,
Yosuke Toya[2], Syunichi Yanai,
Shuhei Oana, Shotaro Nakamura
Takayuki Matsumoto, Tamotsu Sugai[1]

Here we present a pathological diagnosis of non-ampullary duodenal lesions without adenoma or carcinoma, and ampullary neoplasms. Among elevated duodenal lesions, it is difficult to endoscopically distinguish between neoplastic lesions and non-neoplastic lesions, such as those associated with heterotopic gastric mucosa, Brunner's gland hyperplasia, and hamartoma. Diffuse duodenal lesions are often non-neoplastic and are components of systemic disease. Pathological entities and diagnostic clues related to duodenal lesions without adenoma or carcinoma have been standardized and should be understood. On the other hand, indications for the endoscopic management of ampullary lesions have increased. Effective clinical strategies for treatment of ampullary carcinoma are particularly important.Further research is needed to generate clinicopathological and molecular biological findings to improve clinical strategies for the management of ampullary carcinoma.

[1] Department of Molecular Diagnostic Pathology, Iwate Medical University, Morioka, Japan
[2] Division of Gastroenterology, Department of Internal Medicine, Iwate Medical University, Morioka, Japan

十二指肠非乳头部隆起性病变

——神经内分泌肿瘤 (NET) / 神经内分泌癌 (NEC)

野中 哲[1]

小田 一郎

谷口 浩和[2]

阿部 清一郎[1]

铃木 晴久

吉永 繁高

斎藤 丰

摘要●神经内分泌肿瘤 (neuroendocrine tumor, NET) 是一种罕见肿瘤，大多发生于胰腺和消化道。在 2010 年 WHO 分类中，建立了基于采用反映肿瘤细胞增殖动态指标的 Grade 分类，在这一病理组织学分类中，以往的类癌相当于 NET G1 和 G2 的一部分。NET 虽然是上皮性肿瘤，但肉眼观察其呈半球状黏膜下肿瘤的形态，随着肿瘤直径增大，伴随中心凹陷 (delle) 和溃疡形成等表现。关于内镜切除，由于证据不足，仅将其定位为研究性治疗。对于肿瘤直径 1cm 以下且深度止于黏膜下层的十二指肠 NET (T1)，推荐采用内镜下黏膜切除术 (EMR) 进行治疗。由于对十二指肠 NET 的内镜切除的适用非常受限，早期发现和汇总在考虑今后的病情发展方面很重要。

关键词　十二指肠　神经内分泌肿瘤　内镜切除

[1]国立がん研究センター中央病院内視鏡科
　〒 104-0045 東京都中央区築地 5 丁目 1-1　E-mail：snonaka@ncc.go.jp
[2]同　病理科

前言

神经内分泌肿瘤 (neuroendocrine tumor, NET) 是一种罕见肿瘤，大多发生于胰腺和消化道。大约 1 个世纪以来将其称为类癌。尤其是在消化道，NET 发育缓慢，被看作是预后良好的疾病。虽一般认为其与癌症似是而非，但有时也会发生淋巴结转移和肝转移等预后不良的情况。根据 2000 年 WHO 病理组织学分类的修订，正式取消了类癌这一名称，其疾病概念发生了变化。2015 年，制定了胰腺、消化道 NET 的诊疗指导原则，对 NET 的诊断、治疗原则的确定起了决定性作用[1]。本文就十二指肠 NET 的诊断和内镜治疗进行说明。

消化道 NET 的流行病学

据报道[2]，消化道 NET 患者在日本每 10 万人中有 3.45 人，发病年龄平均为 59.8 岁，男、女比例为 2 : 1，每年每 10 万人中有 2.1 人发病；发病部位为源于前肠 (食道、胃、十二指肠) 者占 30.4%，源于中肠 (小肠、阑尾) 者占 9.6%，源于后肠 (结肠、直肠) 者占 60.0%；从各脏器来看，发生于直肠的为 55.7%，发生于十二指肠的为 16.7%，发生于胃的为 15.1%，发生于结肠的为 2.1%，发生于空肠的为 1.6%，发生于回肠的为 0.6%。

在欧美，整体的发病率虽然与日本大致相同[3]，但源于中肠 > 源于后肠 > 源于前肠，绝大

表1 WHO 分类的变迁

2000 年 WHO 分类 neuroendocrine tumor, NET	2010 年 WHO 分类 neuroendocrine neoplasm, NEN
1.well-differentiated endocrine tumor, WDET 高分化型内分泌肿瘤	1.neuroendocrine tumor, NET G1（carcinoid） 神经内分泌肿瘤 G1
2.well-differentiated endocrine carcinoma, WDEC 高分化型内分泌癌	2.neuroendocrine tumor, NET G2 神经内分泌肿瘤 G2
3.poorly differentiated endocrine carcinoma/ small cell carcinoma, PDEC 低分化型内分泌癌	3.neuroendocrine carcinoma, NEC（large cell or small cell type） 神经内分泌癌（大细胞型或小细胞型）
4.mixed exocrine-endocrine carcinoma（MEEC） 混合型外分泌 - 内分泌癌	4.mixed adenoneuroendocrine carcinoma, MANEC 混合型神经内分泌癌
5.tumor-like lesions, TLL 肿瘤样病变	5.hyperplastic and preneoplastic lesions 增生和癌前病变

表2 Grade 分类（2010 年 WHO 分类）

WHO 分类	Grade	核分裂象 * (/10HPF)	Ki-67 指数 ** (%)
NET G1	G1	< 2	≦2
NET G2	G2	2 ~ 20	3 ~ 20
NEC	G3	> 20	> 20

*：至少分析 50 个高倍率视野，测量每 10 个视野的核分裂象；**：在核标记率最高的区域，在 2000 个肿瘤细胞中所占的 MIB-1 抗体的阳性率

多数发生于小肠和直肠[4-6]。在亚洲其他地区，显示与日本大致相同的发病率，存在人种差异[3]。另外，在日本，有症状的病例（类癌综合征）和远程转移病例的发生率分别低至 3.4% 和 6%[2]，而在欧美报告有 10% ~ 60%[4, 7, 8]，这被认为恶性度和进展完全不同，是在欧美，尤其是在欧洲的 NET 的研究取得进展的原因。

另外，虽然神经内分泌癌（neuroendocrine carcinoma，NEC）也包括在本文的题目中，但十二指肠原发的 NEC 比 NET 更为罕见。没有关于 NEC 的综述性报道，只有零散的病例报告，即使是在以整个消化系统的 NEC 为对象的多中心回顾性研究中，258 例中发生于小肠的仅有 6 例（不清楚是否为十二指肠）[9, 10]。也就是说，在日常诊疗中遇到 NEC 的情况可以说是极其罕见的，所以在本文中不对其进行综述。

NET 的 WHO 分类

随着 NET 的临床病理学研究取得进展，人们逐渐认识到 NET 的恶性度以及多样性。2000 年的 WHO 分类修订版，制定了以分化度为基准的分类，将显示向神经内分泌分化的肿瘤统称为神经内分泌肿瘤（neuroendocrine tumor，NET），此前被称为类癌的病变被分为内分泌肿瘤（endocrine tumor）和内分泌癌（carcinoma）；根据分化程度，将内分泌癌进一步分为高分化型和低分化型[11]（**表1**）。另外，2010 年，制定了基于 Grade 分类的病理组织学分类，该分类法采用了与临床过程最相关的 Ki-67 指数和核分裂象数这一反映肿瘤细胞增殖动态的指标[12]，直到现在（**表1**，**表2**）。在该分类中，将显示神经内分泌倾向的肿瘤性病变全体视为神经内分泌肿瘤（neuroendocrine neoplasm，NEN），按 Grade 分类分为 G1 ~ G3，以往的"类癌"被分类为 NET G1，神经内分泌癌（NEC）被分类为 G3，但实际上一部分 NET G2 也被认为是相当于诊断为类癌的病变。另外，还有内分泌肿瘤成分和外分泌肿瘤成分（上皮性肿瘤＝癌）混合存在的肿瘤，

表3 ENETS 的十二指肠、乳头及近端空肠的 TNM 分类

T	N	M
TX：原发肿瘤无法评估	NX：所属淋巴结无法评估	MX：无法进行远程转移评估
T0：无原发肿瘤	N0：无所属淋巴结转移	M0：未出现远程转移
T1：浸润至黏膜固有层、黏膜下层，且在 1cm 以下	N1：有所属淋巴结转移	M1：出现远程转移
T2：向固有肌层浸润或超过 1cm 大小		
T3：向胰脏或后腹膜浸润		
T4：向腹膜或其他脏器浸润		

分为癌成分在 30% 以上 70% 以下的混合型神经内分泌癌（mixed adenoneuroendocrine carcinoma, MANEC）和伴发于 A 型胃炎的以内分泌细胞增殖为代表的癌前病变（preneoplastic lesions）。同时，在此也给出欧洲神经内分泌肿瘤学会（European Neuroendocrine Tumor Society，ENETS）的 TNM 分类以及 Stage 分类（**表3，表4**）。

内镜诊断与临床症状

NET 的肿瘤细胞来源于位于黏膜深层腺底部，产生肽的内分泌细胞的幼稚细胞。肿瘤细胞从黏膜深层通过黏膜肌层间隙到达黏膜下层，呈缓慢膨胀性生长，所以严格来说是上皮性肿瘤，但肉眼来看大多是略呈黄色、平缓升高的坚硬的半球状黏膜下肿瘤（submucosaltumor，SMT）的形态（**图1a、b，图2a、b**）。随着肿瘤直径的增大，开始伴有中心凹陷（delle）和溃疡形成等现象。肿瘤发生部位最多的是球部，然后依次为降部、乳头部。通过内镜超声检查（endoscopic ultrasonography，EUS），通常可以观察到主要位于第 2 层至第 3 层的边界清晰且比较均匀的低回声肿瘤（**图1c**）。由于其呈 SMT 样形态，在测定正确的肿瘤直径和浸润深度诊断（向黏膜下层浸润且大小在 1cm 以下为 T1，向固有肌层浸润或大小超过 1cm 为 T2）上可获得极其重要的信息。此外，由于其呈 SMT 形态，在黏膜表面不会呈现出肿瘤的变化，因此窄带成像

表4 ENETS 的十二指肠、乳头及近端空肠的 Stage 分类

Stage	T	N	M
0	Tis	N0	M0
I	T1	N0	M0
II A	T2	N0	M0
II B	T3	N0	M0
III A	T4	N0	M0
III B	Any T	N1	M0
IV	Any T	Any N	M1

（narrow band imaging，NBI）内镜观察和放大观察的作用很小。

笔者所在医院诊治的 27 例（28 处病变）十二指肠 NET 病例的临床信息如**表5**所示：平均年龄 64 岁，男女比例大致相同，约八成发生于球部。另外，肉眼观测到 delle（+）的为 25%（7/28）。几乎所有的病例均无症状，是在检诊时发现的，或在进行与肿瘤无关症状的精细检查过程中接受内镜检查而做出的诊断。在上述 27 例中，没有表现为类癌综合征的病例。

病理诊断

十二指肠 NET 的组织学诊断通过常规内镜进行，其诊断率为 60% ~ 90%[13]。笔者所在医院，如果将以往医生的活检诊断包括在内，常规活检

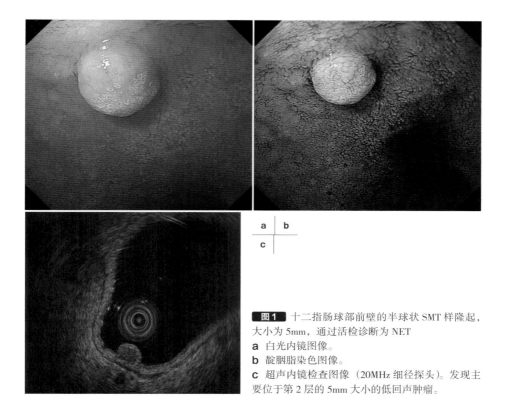

a	b
c	

图 1 十二指肠球部前壁的半球状 SMT 样隆起，大小为 5mm，通过活检诊断为 NET
a 白光内镜图像。
b 靛胭脂染色图像。
c 超声内镜检查图像（20MHz 细径探头）。发现主要位于第 2 层的 5mm 大小的低回声肿瘤。

的诊断率在 95% 以上，一般认为只要能够认识到该病病理，基本上都能够通过活检诊断出该病。

在病理诊断中，我们可以得知，具有小型类圆形核和弱嗜酸性颗粒状或半透明胞体的立方状至圆柱状肿瘤细胞，以黏膜下层为主，在纤维性间质中呈灶状、腺管状、索状、带状、螺旋状增生。为了确认其为神经内分泌分化，推荐使用嗜铬粒蛋白 A 免疫染色法和突触小泡蛋白免疫染色法，无论哪种方法，只要出现阳性即可确诊。此外，NET G1/G2 以及 NEC 的分类是由基于核分裂象数及 Ki-67 指数的 Grade 分类所决定的，这些指标与生存预后相关[6]（**表 6**）。

此外，在活检诊断中必须注意的是，不宜用活检标本进行 Grade 评估。这是由于在肿瘤内 Ki-67 指数会有波动，并不一定能够采取到目标部位，需要用切除标本进行最终评估[1]。还有，为了评价脉管侵袭，应追加适宜的免疫染色。

在笔者所在医院施行内镜切除的 28 处病变的病理诊断结果如**表 7** 所示（在切除标本中有 1 处病变未检测出肿瘤，实际上是 27 处病变的结果）。肿瘤直径的中值为 5 mm，全部病例都是浸润至黏膜下层，未见明显的脉管侵袭。垂直断端约 32%（9/28）为阳性，包括无法判断在内的约为 50%，概率极高，从长期结果来看未出现复发，该法用于临床没有问题。据 Grade 分类有九成以上被诊断为 G1。

内镜治疗

在胰腺或消化道神经内分泌肿瘤（NET）诊疗指南中，由于证据不足，仅将内镜治疗定位为研究性治疗。具体来讲，对于肿瘤直径 1cm 以下且浸润深度止于黏膜下层的十二指肠 NET（T1），推荐施行内镜下黏膜切除术（endoscopic mucosal resection，EMR）[1]治疗。作为追加于此的条件，可以考虑 Grade 分类 G1、非功能性等。

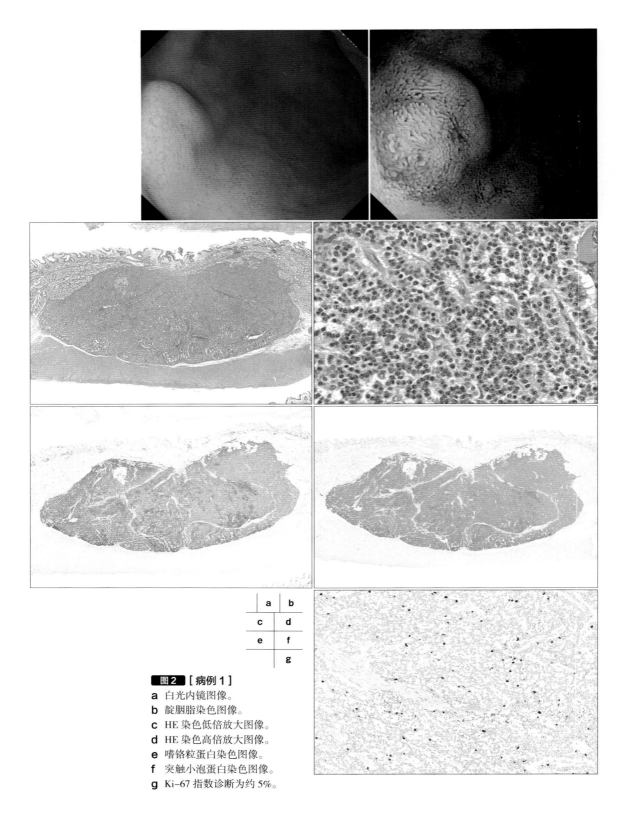

图2 [病例1]

a 白光内镜图像。

b 靛胭脂染色图像。

c HE 染色低倍放大图像。

d HE 染色高倍放大图像。

e 嗜铬粒蛋白染色图像。

f 突触小泡蛋白染色图像。

g Ki-67 指数诊断为约 5%。

表5 施行内镜切除的 27 例病例 （28 处病变）

平均年龄 ±SD	64 ± 12 岁
性别（男：女）	14：13
部位（球部：降部：水平部）	23：5：0
肉眼分型（中心凹陷 有：无）	7：21
内镜切除方法	
剥脱活检	11
EMR–L：EMR–C	4：4
内镜下黏膜切除术（注射和切割）	2
内镜下黏膜下层剥离术 *	7
穿孔率	7%（2/28）

*: 内镜下黏膜下层剥离术，包括周围切开和剪切

表6 前肠（胃、十二指肠、胰腺）NET 的生存率

	2 年生存率（%）	5 年生存率（%）	10 年生存率（%）
TNM Stage			
Ⅰ	100	100	100
Ⅱ	100	89.5	89.5
Ⅲ	91.4	79.1	73.0
Ⅳ	75.0	55.4	34.5
Grade			
1	100	95.7	83.7
2	88.7	73.4	69.4
3	41.6	27.7	不明

表7 内镜切除的 28 处病变 * 的病理诊断

肿瘤直径中值（范围）	5（1～10）mm
黏膜下层浸润深度（M：SM：MP）	1：26：0
水平断端（－：＋：±）	22：2：3
垂直断端（－：＋：±）	14：9：4
脉管侵袭（－：＋：±）	25：0：2
WHO 分类 Grade**（G1：G2）	23：2

*：其中 1 处病变在切除标本中未检测出肿瘤；
**：其中 2 处病变肿瘤只有 1 mm 左右，无法测定 Ki–67 指数

关于内镜的治疗方法，有赖于各机构、各医师的判断，并未达成作为标准切除术的共识 [14, 15]。在表5中显示了笔者所在医院实施的内镜切除法的内容，目前基本是选择剥脱活检或 EMR–L。对于隆起明显，可加帽吸引且施加压迫带的病变，选用 ENR–L；对于难以施加压迫带的隆起高度较低的小病变，选用剥脱活检法。近年来，也有关于腹腔镜内镜联合手术（laparoscopy and endoscopy cooperative surgery, LECS）应用于十二指肠 NET 的报告，由于其兼具内镜切除和外科手术两者的优点，被认为是现阶段使用软性内镜的切除方法中能够摘除肿瘤的最可靠的方法 [16]。但十二指肠腹腔镜内镜联合手术在保险责任承保范围之外，目前正在准备申请批准。

十二指肠 NET 最易发生于球部前壁，但因为球部有丰富的 Brunner 腺，在十二指肠中黏膜最缺乏伸缩性，所以即使是进行局部注射也难以形成良好的隆起。此外，由于呈 SMT 形态，与切除通常的癌和腺瘤时的感觉不同，局部注射有时会导致病变被埋入到隆起中，以至于病变的位置变得不清楚。对于十二指肠 NET，无论采用哪种方法都旨在将黏膜下层完全切除，而肿瘤直径越大，深部断端呈阳性的比例就越高。还有，由于十二指肠壁厚只有 2 mm 左右，非常薄，所以较其他脏器更易穿孔。因为十二指肠是消化道中最难用内镜切除的部位，即使是 1 cm 以下的 NET 有时也比想象中要难以切除，因此即便是小病变，也务必要由专家来进行操作。

病例

[病例 1]（**图2**）50 多岁，男性。

现病历：无自觉症状，通过体检时行上消化道内镜检查（esophagogastroduodenoscopy, EGD）在球部前壁发现了 SMT。

内镜所见（**图2a、b**）：在幽门环正下方的球部前壁发现有 10 mm 大小、平缓升高的 SMT，

中心部位平缓凹陷（也许受到了活检的影响）。在靛胭脂染色图中可以观察到十二指肠的正常绒毛结构，很明显是由非肿瘤黏膜所覆盖。

治疗方针：开始时欲施行内镜切除法，但因为病变位于幽门环正下方，向管腔一侧的隆起高度比较低，判断难以确保将深部断端切除，进而选择了十二指肠局部切除术。

最终病理诊断（**图2c～g**）：十二指肠球部前壁，NET G2，7mm×3mm，SM，ly（－），v（－），pHM 0，pVM 0。

肿瘤大小为7mm×3mm，仅存在于黏膜下层。有类圆形小型核的肿瘤细胞呈网状、索状排列、增殖。通过免疫组织化学染色可得到如下结果：嗜铬粒蛋白A（＋），突触小泡蛋白（＋），CD56（＋），降钙素（－），5-羟色胺（－），胰高血糖素（－），胰多肽（－），胃泌素（＋），生长抑素（＋＋），Ki-67指数约为5%，诊断为NET G2。切除断端呈阴性。

结语

虽然消化道NET是一种罕见病，但由于其呈现比较特征性的内镜表现，并不难以诊断。在病变很小的情况下，有时受活检的影响很大，也可以不进行活检，直接介绍给专门机构诊治。在胰腺或消化道神经内分泌肿瘤的诊疗指南中，对于肿瘤直径在1 cm以下且浸润深度止于黏膜下层的十二指肠NET，EMR只被允许用于研究性治疗[1]。然而，由于其证据并不充分，早期发现和汇总在考虑今后的病情发展时非常重要。

参考文献

[1] 日本神経内分泌腫瘍研究会/膵・消化管神経内分泌腫瘍診療ガイドライン作成委員会. 膵・消化管神経内分泌腫瘍（NET）診療ガイドライン. 金原出版. 2015

[2] Ito T, Sasano H, Tanaka M, et al. Epidemiological study of gastroenteropancreatic neuroendocrine tumors in Japan. J Gastroenterol 45：234-243, 2010

[3] Yao JC, Hassan M, Phan A, et al. One hundred years after "carcinoid"：epidemiology of and prognostic factors for neuroendocrine tumors in 35,825 cases in the United States. J Clin Oncol 26：3063-3072, 2008

[4] Plöckinger U, Rindi G, Arnold R, et al. Guidelines for the diagnosis and treatment of neuroendocrine gastrointestinal tumours. A consensus statement on behalf of the European Neuroendocrine Tumour Society（ENETS）. Neuroendocrinology 80：394-424, 2004

[5] Oberg K. Diagnosis and treatment of carcinoid tumors. Expert Rev Anticancer Ther 3：863-877, 2003

[6] Pape UF, Berndt U, Müller-Nordhorn J, et al. Prognostic factors of long-term outcome in gastroenteropancreatic neuroendocrine tumours. Endocr Relat Cancer 15：1083-1097, 2008

[7] Kulke MH, Mayer RJ. Carcinoid tumors. N Engl J Med 340：858-868, 1999

[8] Modlin IM, Lye KD, Kidd M. A 5-decade analysis of 13,715 carcinoid tumors. Cancer 97：934-959, 2003

[9] Bhandarwar AH, Utture SS, Nandu B, et al. Primary extra-ampullary duodenal neuroendocrine carcinoma in an adult male. Dig Endosc 21：185-187, 2009

[10] Yamaguchi T, Machida N, Morizane C, et al. Multicenter retrospective analysis of systemic chemotherapy for advanced neuroendocrine carcinoma of the digestive system. Cancer Sci 105：1176-1181, 2014

[11] Bosman FT, Carneiro F, Hruban RH, et al（eds）. WHO Classification of Tumours of the Digestive System, 4th ed. IARC, Lyon, 2010

[12] Rindi G, Klöppel G, Alhman H, et al. TNM staging of foregut（neuro）endocrine tumors：a consensus proposal including a grading system. Virchows Arch 449：395-401, 2006

[13] 今村哲理, 黒河聖, 吉井新二, 他. 消化管カルチノイドの診断と治療—大腸. 胃と腸 39：592-600, 2004

[14] Yoshikane H, Goto H, Niwa Y, et al. Endoscopic resection of small duodenal carcinoid tumors with strip biopsy technique. Gastrointest Endosc 47：466-470, 1998

[15] Dalenbäck J, Havel G. Local endoscopic removal of duodenal carcinoid tumors. Endoscopy 36：651-655, 2004

[16] 山本頼正, 藤崎順子, 平澤俊明, 他. 十二指腸神経内分泌腫瘍に対する診療—カルチノイドを中心に. 臨消内科 29：1567-1574, 2014

Summary

Diagnosis and Endoscopic Treatment of Duodenal Neuroendocrine Tumors

Satoru Nonaka[1], Ichiro Oda, Hirokazu Taniguchi[2], Seiichiro Abe[1], Haruhisa Suzuki, Shigetaka Yoshinaga, Yutaka Saito

The gastrointestinal tract is the most common site for NETs（neuroendocrine tumors）. Duodenal NETs are rare and occur less frequently compared with rectal NETs. In the most recent World Health Organization classification（modified in 2010）, a grading system was implemented for histopathological findings of the Ki-67 labeling index and mitotic count；then, the traditional carcinoid tumor corresponded to NET G1（partly G2）. NET is usually recognized as an elevation in submucosal tumors despite being an epithelial tumor with a delle or ulceration on the tumor surface. ER (endoscopic resection) was regarded as the investigational treatment because of insfficient. However, ER has the potential to cure T1 duodenal NETs ≤1cm in size invading the submucosal layer owing to a low frequency of lymph node and distant metastasis. Indications for ER are limited ; therefore, early detection and centralization of care are important as future prospects to make sufficient evidence.

[1]Endoscopy Division, National Cancer C2enter Hospital, Tokyo
[2]Pathology Division, National Cancer Center Hospital, Tokyo

主题　希望大家了解的十二指肠病变

十二指肠非乳头部隆起性病变

——十二指肠淋巴瘤的诊断

冈田 裕之[1]

田中 健大[2]

岩室 雅也[1]

神崎 洋光

川野 诚司

河原 祥朗[3]

高田 尚良[2]

吉野 正

摘要●十二指肠淋巴瘤根据组织类型的不同而呈现特征性内镜表现的病例也很多。占过半数的滤泡性淋巴瘤（follicular lymphoma，FL）以十二指肠降部的白色弥漫性小颗粒状所见为特征，因为小肠病变也呈现高概率并存，所以也应施行小肠内镜检查。弥漫性大B细胞淋巴瘤（diffuse large B-cell lymphoma，DLBCL）多为溃疡型，但也见有隆起型和混合型等。黏膜相关淋巴组织（mucosa-associated lymphoid tissue，MALT）淋巴瘤多为多发性淋巴瘤性息肉病（multiple lymphomatous polyposis，MLP）型、隆起型，在幽门螺杆菌感染阳性病例中，也有很多通过除菌达到缓解的病例。套细胞淋巴瘤（mantle cell lymphoma，MCL）在诊断时大多已经处于进展期，并且多广泛分布于消化道。十二指肠淋巴瘤多为MLP型。

关键词　头十二指肠　淋巴瘤　内镜　诊断

[1] 冈山大学大学院医齿薬学総合研究科消化器・肝臓内科学
　　〒700-8558 冈山市北区鹿田町2丁目5-1　E-mail：hiro@md.okayama-u.ac.jp
[2] 同　病理学（腫瘍病理第二病理）
[3] 冈山大学病院光学医療診療部

前言

　　表1所示的是冈山大学第二病理学教研室（笔者所在医院以及协作医院）的消化道淋巴瘤的统计结果[1]。在消化道中，淋巴瘤如果按部位分，胃部最多，其次是十二指肠部。另一方面，在食管部少。此外，根据部位不同淋巴瘤的组织类型也有差别，在胃中多为黏膜相关淋巴组织（mucosa-associated lymphoid tissue，MALT）淋巴瘤，在空肠、回肠以弥漫性大B细胞淋巴瘤（diffuse large B-cell lymphoma，DLBCL）较多，在结肠、直肠、十二指肠以MALT淋巴瘤较多。在十二指肠以滤泡性淋巴瘤（follicular lymphoma，FL）最多，占过半数，然后依次是DLBCL、

MALT淋巴瘤、套细胞淋巴瘤（mantle cell lymphoma，MCL）。本文以上述各种淋巴瘤的内镜表现和病理组织学所见为中心进行综述。

进行诊断的方法

　　在通过食管胃十二指肠上消化道内镜检查（esophago-gastroduodenoscopy，EGD）发现十二指肠病变、以十二指肠降部为中心发现弥漫性白色小颗粒的情况下，有FL、MLP样所见时疑似为MCL；在表现为耳壳样所见、溃疡型的情况下，疑似为DLBCL。

　　在病理组织学的诊断中，基本是通过苏木精－伊红（hematoxylin-eosin，HE）染色标本的组织及细胞观察和免疫染色的组合来进行诊断[1]。

表1 笔者所在医疗机构诊治的消化道淋巴瘤的详细情况

	食道	胃	十二指肠	空肠 / 回肠	结肠 / 直肠	合计
B 细胞性						
MALT 淋巴瘤	7	986	46	30	213	1282
滤泡性淋巴瘤	0	65	282	79	27	453
套细胞淋巴瘤	2	59	23	13	28	125
弥漫性大 B 细胞淋巴瘤	5	641	70	118	123	957
伯基特（Burkitt）淋巴瘤	0	22	3	3	8	36
T/NK 细胞性						
外周 T 细胞淋巴瘤，非特异型	3	45	10	6	9	73
成人 T 细胞白血病 / 淋巴瘤	1	7	3	1	3	15
结外鼻型 NK/T 细胞淋巴瘤	1	6	2	3	3	15
肠病型 T 细胞淋巴瘤	0	0	2	5	0	7
间变大细胞淋巴瘤	1	6	0	1	1	9
淋巴细胞增生综合征	0	3	0	3	2	8
合计	20	1840	441	262	417	2980

恶性淋巴瘤是非上皮性的肿瘤，在进行活检时，仅通过黏膜浅层标本有误诊的可能，有必要充分采集深部组织[2]。在病理组织学检查中，有时仅通过 HE 染色难以诊断病理组织类型，有必要通过免疫组织化学检查进行表面标志物的检测。

作为淋巴瘤确诊后开展诊疗的方法，需看有无 B 症状（发热、盗汗、体重减轻）以及有无浅表淋巴结、肝脾肿大和皮疹来选择。并且，在血液检查进行血细胞检查、生化学检查的同时，以详查是否向消化道其他部位的浸润为目的，进行大肠内镜检查、小肠内镜检查。为了进一步行临床病期诊断，从颈部到骨盆部的电子计算机断层扫描（computed tomography，CT）或者正电子发射计算机断层显像（positron emission tomography with C，PET-CT）、骨髓检查是不可或缺的。临床病期采用 Lugano 国际会议分类。而且，必要时进行染色体易位检测、幽门螺杆菌（Helicobacter pylori，H. pylori）感染诊断。

各种淋巴瘤的诊断与治疗

1. 滤泡性淋巴瘤（FL）

FL 增大速度较慢，经历比较缓慢的进展经过，其中大部分为淋巴结性的，通常结外性的很少见。自从吉野（Yoshino）等[3]报告 FL 在十二指肠降部见有白色颗粒状表现以来，提高了该观察结果的认知度。此外，随着视频胶囊内镜（video capsule endoscopy，VCE）检查和双气囊小肠镜（double balloon enteroscopy，DBE）检查等的普及，也散见有全小肠观察病例的报告，近年来其诊断率也在增加。

笔者等在全国 18 个机构的多中心协作研究中，对 193 例消化道 FL 进行了临床病理学研究[4]，其中处于 Stage Ⅰ、Ⅱ1 期的 125 例中，病变存在于十二指肠降部的病例最多，在施行 DBE 和 VCE 等全消化道检查的 70 例中，明确了在以十二指肠降部为主的整个小肠中，病变广泛存在（图1）。因此，笔者认为在进行 FL 诊断时，不仅要进行上、下消化道内镜检查，也有必要进行小肠内镜检查。

根据肉眼所见的鉴别诊断可以列举出淋巴管扩张、淋巴管瘤或十二指肠炎等[5]。

对进展期的淋巴结 FL 的治疗，以往多采用利妥昔单抗联合 CHOP（环磷酰胺 + 多柔比星 + 长春新碱 + 强的松龙）疗法（R-CHOP）等多药联用化学疗法。然而尽管通过化学疗法可见有肿瘤缩小的效果，但无法延长生存时间，另外，决定预后的是向 DLBCL 的转化，即使是对于进展期的病例，在肿瘤增大引起压迫症状出现之

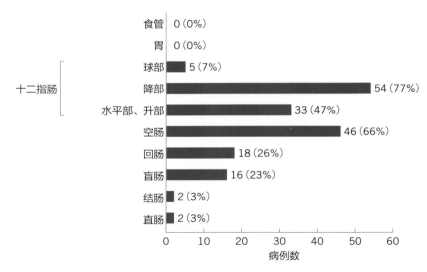

食管　0（0%）

胃　0（0%）

十二指肠 {
球部　5（7%）
降部　54（77%）
水平部、升部　33（47%）
}

空肠　46（66%）

回肠　18（26%）

盲肠　16（23%）

结肠　2（3%）

直肠　2（3%）

病例数

图1 Stage I、II 1 期消化道滤泡性淋巴瘤的病变部位（全消化道检查 70 例）

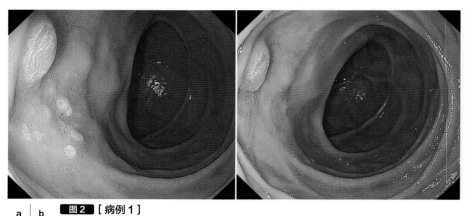

a | b　**图2** ［病例 1］
a 十二指肠降部，在主乳头附近见有白色小颗粒状隆起。
b 5 年后，病变消失。

前，多采取不治疗而进行随访观察，即使是对于消化道 FL，特别是对于处在局限期的病例，随访观察也有可能成为选择项。此外，在病程随访观察过程中出现新病变，特别是出现异样病变的情况下，有必要怀疑转化的可能性，应积极地进行活检。

［病例 1］68 岁，女性。

在短期综合体检中施行了 EGD，十二指肠降部、主乳头状突起附近见有白色小颗粒状隆起（**图 2a**），通过活检诊断为 FL（Grade 1）；其他

部位无浸润（Stage I），进行随访观察。在 5 年后的 EGD 中，病变消失（**图 2b**），之后经过 3 年随访，无复发。

［病例 2］76 岁，男性。

因为心窝部不舒服而施行 EGD，在十二指肠降部见有白色颗粒状隆起（**图 3a**），通过活检诊断为 FL（Grade 1）（**图 3b**）。通过 PET-CT 虽然在肠系膜淋巴结中见有集聚，但未发现骨髓浸润，诊断为 Stage II 2 期。因为脑梗死后遗症，体力状况为等级 3（performance status 3），

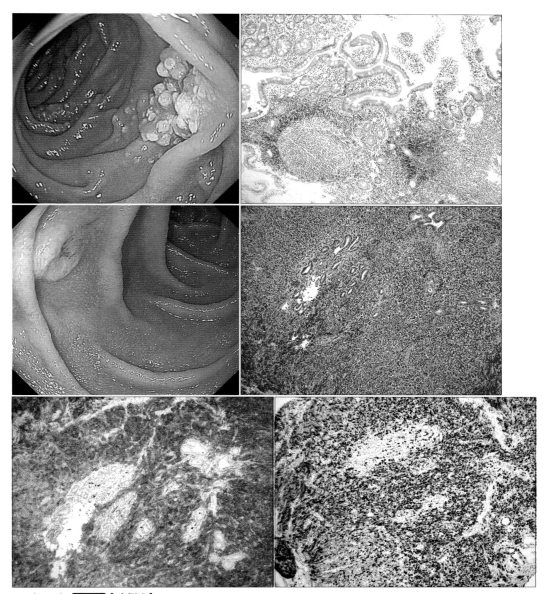

a	b
c	d
e	f

图3 ［病例2］

a 在十二指肠降部见有白色颗粒状隆起。

b 在黏膜固有层内可见有肿瘤性滤泡的形成，在肿大的绒毛内也可见有淋巴瘤细胞的浸润，为典型的FL的表现。

c 在十二指肠降部见有呈中心凹陷的扁平小隆起。

d 未发现滤泡结构，见有明显大型化的淋巴瘤细胞的弥漫性增殖。

e 为CD10阳性，认为是GCB型的DLBCL。

f Ki-67高概率呈阳性。

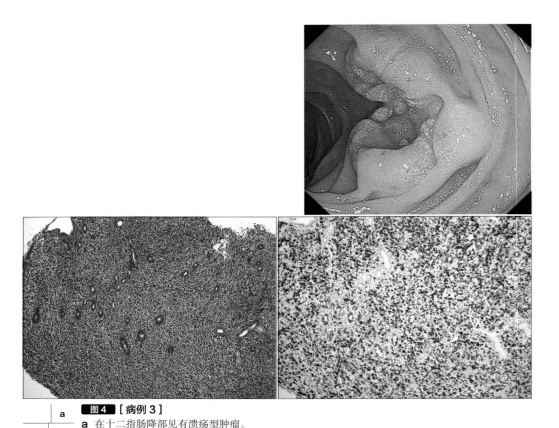

图4 [病例3]
a 在十二指肠降部见有溃疡型肿瘤。
b 见有中型至大型的淋巴样细胞密集浸润。
c Ki-67 高概率呈阳性。

进行了随访观察。1 年 3 个月后，外周血白细胞持续增多，诊断为骨髓浸润引起的白血化。在血液内科给予依托泊苷、环磷酰胺、强的松龙等药物，白血化得到改善，而十二指肠病变无改变（**图3c**）。5 年 1 个月后，在胃、十二指肠中出现新病变（**图3c**）。通过活检诊断为 DLBCL（**图3d～f**）。CD10 呈阳性（**图3e**），一般认为是生发中心 B 细胞（germinal center B cell，GCB）型的 DLBCL。

通过 THP-COP（吡柔比星 + 环磷酰胺 + 长春新碱 + 强的松龙）疗法治疗得到部分缓解，但是由于痴呆症的发展而中断了治疗。7 年 6 个月后，因呼吸衰竭而离世。并且，通过采用聚合酶链式反应（polymerase chain reaction，PCR）进行免疫球蛋白重链（immunoglobulin heavy chain，IgH）重排的检查和测序发现，初发时和恶化时

的病变为同一克隆体，诊断为 FL 的转化[6]。

2. 弥漫性大 B 细胞淋巴瘤（DLBCL）

DLBCL 在十二指肠的发生率比胃或肠低。DLBCL 有直接发生而来的和由 MALT 淋巴瘤、FL 转化而来的。前者有与生发中心 B 细胞类似的 GCB 型和与活化 B 细胞类似的活化 B 细胞（activated B cell，ABC）型，人们认为结性 GCB 型比 ABC 型预后良好。在笔者等[7]比较 15 例十二指肠 DLBCL 和 18 例胃、肠 DLBCL 的研究中，在十二指肠中多为 GCB 型，ABC 型的肉眼分型全部为溃疡型，而 GCB 型中有溃疡型、隆起型、混合型等多种类型。而且，t（14;18）易位与胃・肠相比在十二指肠中较多，特别是易位阳性的全部病例均为 GCB 型。而且，t（14;18）易位阳性病例与阴性病例相比总生存率明显不良。治疗使用 R-CHOP 疗法。

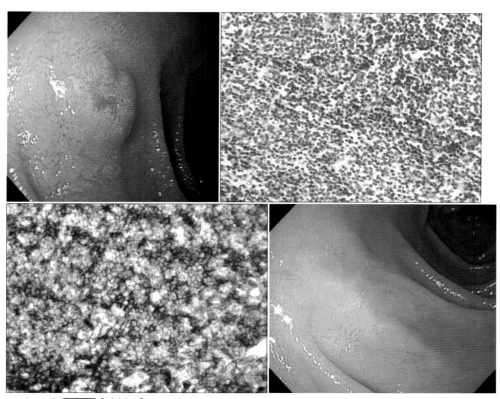

a	b
c	d

图5 [病例4]

a 在十二指肠降部可见中心有浅凹陷的扁平小隆起。

b 以黏膜深部为病变的主要所在，见有从小型到中型的、呈大小比较均一形态的细胞集群。

c 肿瘤细胞 CD20 呈弥漫性阳性。无 MALT 淋巴瘤的特异性标志物，进行包括胃病变的组织学所见在内的综合判断后，诊断为 MALT 淋巴瘤。

d 幽门螺杆菌除菌成功 6 个月后。病变消失，有瘢痕化所见。

[病例3] 65 岁，男性。

由于上腹部不适而施行 EGD，在十二指肠降部发现溃疡型病变（**图 4a**），通过活检诊断为 DLBCL（**图 4b、c**）。通过行 DEB，在空肠、回肠也发现溃疡型肿瘤。施行 R-CHOP 疗法后，得到缓解。

3. 黏膜相关淋巴组织（MALT）淋巴瘤

根据阿部等[8] 在日本报告的 32 例十二指肠 MALT 淋巴瘤的统计，在病变部位可以分析的 30 例中，只见于十二指肠球部者 21 例（70%），只见于十二指肠降部者 7 例（23%），从十二指肠球部到十二指肠降部均有者 2 例。肉眼分型为：MLP 型 15 例（47%），隆起型 11 例（34%），溃疡型 3 例（9%），弥漫型 3 例（9%），在十二指肠球部多为 MLP 型、隆起型。作为治疗，在幽门螺杆菌感染阳性进行除菌的 17 例中，有 14 例（82%）得到完全缓解或部分缓解。此外，1 例是幽门螺杆菌阴性，得到完全缓解。另外，进行了放射疗法、化学疗法、外科切除。32 例中的 31 例为 Stage I，一般认为预后比较好。中村等[9] 认为，十二指肠 MALT 淋巴瘤因发生部位的不同有明显的临床病理学差异，在十二指肠球部以隆起型病变较多，对幽门螺杆菌除菌疗法有反应的病例也多，是与胃的 MALT 淋巴瘤以相同的机制发生的。另一方面，在十二指肠降部以下的病变多呈白色颗粒状隆起，对除菌疗法难以起反应。

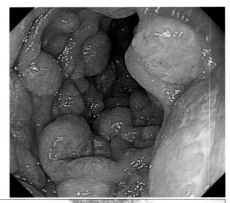

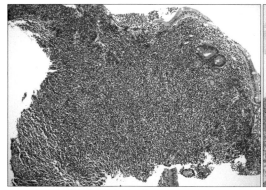
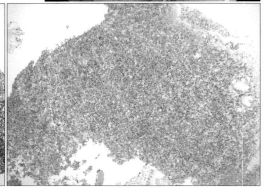

a

b | c

图6［病例5］

a 从十二指肠降部到十二指肠水平部多发 MLP 样小结节。

b 见有至中型大小的淋巴样细胞的密集浸润。

c cyclin D1 呈阳性，诊断为 MCL。

［病例4］53 岁，男性。

在检查中施行 EGD，发现胃中黏膜粗糙发红，在十二指肠降部发现中心有浅凹陷的扁平小隆起（**图5a**）。通过对胃和十二指肠病变的活检，诊断为 MALT 淋巴瘤（**图5b、c**）。幽门螺杆菌感染呈阳性，没有浸润胃、十二指肠以外的其他部位，诊断为 stage Ⅰ 期。施行除菌疗法，除菌成功 6 个月后在 EGD 中发现，病变消失（**图5d**），在组织上也得到缓解。以后，9 年间没有复发。

4. 套细胞淋巴瘤（MCL）

MCL 作为结性病变，淋巴结浸润病变最多；但作为结外病变，还见有高概率的消化道浸润。关于消化道浸润，不仅是肉眼观察明显的病变部位，在常规内镜观察中未见异常的黏膜面通过活检也多有发现 MCL 浸润的情况。并且，有报告认为在 50% 以上 MCL 中见有骨髓浸润，约 75%

在诊断时已经处于 Stage Ⅲ / Ⅳ 的进展期[10]。

笔者所在医院以及协作单位诊断时发现消化道病变的 35 例[11]，加上从《医学中央杂志》、PubMed 检索出的日本报告病例中有详细记载，诊断时发现消化道浸润的 36 例，总结了共 71 例的结果[12]：病变的浸润部位多以胃为中心，遍及消化道的多个部位；胃病变中表层型最多，也有皱襞肿大型、隆起型、溃疡型、MLP 型。虽然种类很多，但肠道病变中 MLP 型占 70% 以上，十二指肠病变中也几乎全是 MLP 型，也见有溃疡型的。治疗中对于初发病例，通常的CHOP 疗法、R-CHOP 疗法的长期效果均不理想；对于 65 岁以下的病例，施行利妥昔单抗和高剂量的阿糖胞苷等组合的强化型化学疗法，在有疗效病例中，作为继续巩固治疗的疗法，推荐进行用自体造血干细胞移植的大剂量化学疗法。

另一方面，对于 66 岁以上难以施行强化型化学疗法的病例，推荐 R-CHOP 疗法。

［病例 5］57 岁，男性。

因体重减轻而在附近医院就诊，通过行 EGD，在胃、十二指肠发现有多发肿瘤，转诊介绍到笔者所在医院。内镜下在胃内见有皱襞肿大和多发弥漫性病变；在十二指肠降部到十二指肠水平部可见 MLP 样小结节多发（**图 6a**），通过活检诊断为 MCL（**图 6b、c**）。通过 CT 检查可见腹腔内淋巴结肿大，甚至浸润到骨髓。诊断为 Stage Ⅳ，在施行大剂量 CVAD（环磷酰胺＋多柔比星＋长春新碱＋地塞米松）/MA（甲氨蝶呤＋阿糖胞苷）疗法后，施行自体造血干细胞移植，得到缓解。

结语

因为十二指肠淋巴瘤大多是在无症状时进行检查中被偶然发现的，所以施行 EGD 时，充分观察到十二指肠降部是很重要的。而且，因为有很多病例并存十二指肠以外的消化道病变，所以在诊疗前，也应该考虑进行包括小肠的消化道全体的精密检查。

参考文献

[1] 田中健大，岡崎倫子，吉野正．リンパ増殖性疾患に対する免疫組織化学染色．胃と腸 52：1031-1039, 2017

[2] 岡田裕之，吉野正．上部消化管の悪性リンパ腫．専門医のための消化器病学，第 2 版．小俣政男，千葉勉〔監〕．医学書院，pp 143-147, 2013

[3] Yoshino T, Miyake K, Ichimura K, et al. Increased incidence of follicular lymphoma in the duodenum. Am J Surg Pathol 24：688-693, 2000

[4] Takata K, Okada H, Ohmiya N, et al. Primary gastrointestinal follicular lymphoma involving the duodenal second portion is a distinct entity：a multicenter, retrospective analysis in Japan. Cancer Sci 102：1532-1536, 2011

[5] Iwamuro M, Okada H, Takata K, et al. Magnified endoscopic features of duodenal follicular lymphoma and other whitish lesions. Acta Med Okayama 69：37-44, 2015

[6] Miyata-Takata T, Takata K, Sato Y, et al. A case of diffuse large B-cell lymphoma transformed from primary duodenal follicular lymphoma. Pathol Int 64：527-532, 2014

[7] Tamura M, Takata K, Sato Y, et al. Germinal center B-cell-like diffuse large B-cell lymphoma of the duodenum is associated with t(14;18) translocation. Pathol Int 61：742-748, 2011

[8] 阿部洋文，蔵原晃一，川崎啓祐，他．十二指腸 MALT リンパ腫の 3 例．松山赤十字病医誌 38：23-28, 2013

[9] 中村常哉，鈴木隆史，松浦昭，他．十二指腸悪性リンパ腫の臨床病理学的特徴．胃と腸 36：1529-1540, 2001

[10] Zhou Y, Wang H, Fang W, et al. Incidence trends of mantle cell lymphoma in the United States between 1992 and 2004. Cancer 113：791-798, 2008

[11] Iwamuro M, Okada H, Kawahara Y, et al. Endoscopic features and prognoses of mantle cell lymphoma with gastrointestinal involvement. World J Gastroenterol 16：4661-4669, 2010

[12] 岡田裕之，吉野正，品川克至，他．マントル細胞リンパ腫—消化管病変を中心に—．Gastroenterol Endosc 55：3067-3078, 2013

Summary

Diagnosis of Duodenal Lymphoma

Hiroyuki Okada[1], Takehiro Tanaka[2], Masaya Iwamuro[1], Hiromitsu Kanzaki, Seiji Kawano, Yoshiro Kawahara[3], Katsuyoshi Takata[2], Tadashi Yoshino

Duodenal lymphoma often exhibits characteristic endoscopic findings depending on the histological types. Follicular cell lymphoma, which accounts for most cases of duodenal lymphoma, is distinctive with the whitish diffuse small granular appearance in the descending part of the duodenum. In addition, a small intestinal endoscopic examination should be performed because of a high possibility of the existence of small intestinal lesions. To date, several cases of ulcerative form in diffuse large B-cell lymphoma in the duodenum have been reported, and both protruding- and mixed-type lymphoma have been observed. Moreover, several cases of MLP (multiple lymphomatous polyposis)-type and protruding-type mucosa-associated lymphoid tissue lymphoma have been reported. In *Helicobacter pylori*-positive cases, several cases have been known to result in remission only through eradication therapy. Often, mantle cell lymphoma is diagnosed at an advanced stage, in which the lymphoma has already broadly spread to the digestive tract, mostly accounting for MLP-type in the duodenum.

[1] Department of Gastroenterology and Hepatology, Okayama University Graduate School of Medicine, Dentistry, and Pharmaceutical Science, Okayama, Japan

[2] Department of Pathology, Okayama University Graduate School of Medicine, Dentistry, and Pharmaceutical Science, Okayama, Japan

[3] Department of Endoscopy, Okayama University Hospital, Okayama, Japan

主题　希望大家了解的十二指肠病变

十二指肠非乳头部隆起性病变

——肿瘤样病变

平田 敬[1]

藏原 晃一

大城 由美[2]

八板 弘树[1]

浦冈 尚平

吉田 雄一朗

和智 博信

松场 瞳

摘要●阐明十二指肠非乳头部肿瘤样病变的临床表现和内镜所见。以在笔者所在科室通过内镜切除或活检病理诊断的肿瘤样病变为对象，回顾性分析其临床特征。通过内镜切除诊断出 Brunner 腺增生 / 错构瘤 4 例，胃黏膜上皮增生 / 胃黏膜上皮型增生性息肉 6 例、Peutz-Jeghers 型息肉 4 例。4 例 Brunner 腺增生 / 错构瘤中有 3 例呈黏膜下肿瘤（submucosal tumor, SMT）样形态，有 2 例在表层伴有胃黏膜上皮。胃黏膜上皮增生 / 胃黏膜上皮型增生性息肉的 6 例呈隆起型和带蒂性形态，将其中 4 例认定为胃底腺组织。通过活检诊断出异位胃黏膜 44 例、异位胰腺 2 例。异位胃黏膜的 44 例中有 40 例存在于十二指肠球部，29 例呈颗粒状小隆起成簇聚集的形态。近年来，肿瘤样病变作为腺癌的癌前病变乃至胃型肿瘤的发生源头正在受到人们关注。在常规内镜或图像增强内镜下确认岛状存在于隆起性病变表面的胃黏膜上皮，有可能对于肿瘤样病变的发现和诊断，乃至内镜的鉴别诊断发挥作用。

关键词　十二指肠　肿瘤样病变　Brunner 腺增生 / 错构瘤　异位胃黏膜　内镜所见

[1] 松山赤十字病院胃肠センター　〒790-8524 松山市文京町 1
　　E-mail : t.hirata@matsuyama.jrc.or.jp
[2] 同　病理诊断科

前言

　　位于十二指肠非乳头部的隆起性病变分为上皮性肿瘤、非上皮性肿瘤［黏膜下肿瘤（submucosal tumor，SMT）］和肿瘤样病变。被熟知的肿瘤样病变有 Brunner 腺增生 / 错构瘤、胃黏膜上皮型增生性息肉、异位胃黏膜、Peutz-Jeghers 型息肉和异位胰腺等[1, 2]。这些肿瘤样病变呈现从上皮性肿瘤到 SMT 样的多种形态，所以在鉴别诊断十二指肠隆起性病变时有必要时刻加以注意。近年来，已证实胃黏膜上皮化生和异位胃黏膜的一部分是胃腺癌的癌前病变[3]。而且，散见有 Brunner 腺增生 / 错构瘤的胃腺癌合并病例[4, 5]及 Peutz-Jeghers 型息肉和异位胰腺的腺癌合并病例的报告[1]。所以，肿瘤样病变作为腺癌的癌前病变以及胃肿瘤的发生源头也正在受到关注。

　　另一方面，这些肿瘤样病变的内镜表现未必是确定的。尤其是在肿瘤样病变中，被分类为异位性胃上皮的 Brunner 腺增生 / 错构瘤和异位胃黏膜等，与 Brunner 腺腺瘤、幽门腺腺瘤等胃型肿瘤的内镜鉴别依然是不明确的。笔者等以自已诊治的经病理组织学诊断确定的十二指肠非乳头部肿瘤样病变病例为对象，回顾性分析其临床表现和内镜表现，在此加以报告。

对象和方法

以在笔者所在科室行内镜切除或活检，经病理组织学诊断的肿瘤样病变的病例为研究对象，具体病变为：Brunner 腺增生 / 错构瘤、胃黏膜上皮增生 / 胃黏膜上皮型增生性息肉、Peutz-Jeghers 型息肉、异位胃黏膜以及异位胰腺。

1. 研究 1

研究对象为 2007 年 3 月至 2018 年 4 月在笔者所在科室通过内镜切除标本的研究，经病理组织学诊断为 Brunner 腺增生 / 错构瘤、胃黏膜上皮增生 / 胃黏膜上皮型增生性息肉以及 Peutz-Jeghers 型息肉的病例，对其临床表现和内镜所见进行回顾性分析。

2. 研究 2

关于异位胰腺和异位胃黏膜，由于未见其内镜切除病例，本研究基于 2014 年 3 月至 2018 年 4 月在笔者所在医院切除标本的研究，以经病理组织学诊断为异位胃黏膜和异位胰腺的病例为对象，与研究 1 同样，对其临床表现和内镜所见进行回顾性分析。

研究 1 和研究 2 方法都将内镜胃黏膜萎缩度以木村 / 竹本分类[6]为评价基准，在胃幽门管部无萎缩的正常黏膜以及从胃体到胃角部能确认集合微静脉规则排列（regular arrangement of collecting venule，RAC）的情况下，判断为内镜下未感染幽门螺杆菌（Helicobacter pylori，H. pylori）的胃，作为木村 / 竹本分类 C-0[7, 8]。对幽门螺杆菌感染的诊断至少使用镜检法、血清抗体法、尿素呼气试验、粪便中抗原法中的 1 种进行，结合内镜萎缩度和背景黏膜的组织学所见（通过定点活检），判定幽门螺杆菌感染的状态（现症感染、既往感染、未感染）。此外，所研究的病变部位、形态、病理组织学所见的记录以《胃癌处理规范》（第 15 版）[9]和《大肠癌处理规法》（第 9 版）[10]为基准。关于细胞表型，采

用胃型标志物（MUC5AC、MUC6）和肠型标志物（MUC2、CD10），根据其染色结果将胃癌分为胃型、胃肠混合型、肠型及裸型（无法分类的类型）。

结果

1. 研究 1

基于内镜切除［全例行内镜下黏膜切除术（endoscopic mucosal resection，EMR）］的标本，诊断出 Brunner 腺增生 / 错构瘤 4 例、胃黏膜上皮增生 / 胃黏膜上皮型增生性息肉 6 例、Peutz-Jeghers 型息肉 4 例（共 14 例，14 处病变）。将这些标本的临床表现、内镜表现和病理组织学所见列于**表 1** 中。

Brunner 腺增生 / 错构瘤 4 例病例（病例 1~4）的年龄是 43~77 岁，平均 63 岁，均为男性。幽门螺杆菌的感染状态为 4 例中有 3 例是既往感染，1 例是未感染。其中，既往感染的 3 例中见有中度至高度的内镜胃黏膜萎缩。此 4 例的病变均位于十二指肠球部，病变的长径是 12~44mm。内镜表现为：3 例呈 SMT 样形态（病例 3，**图 1**），1 例为 Ip 型（病例 4，**图 2**）。病变颜色有 3 例为红色，1 例与周围同颜色。4 例中有 3 例施行了术前活检，3 例中有 2 例见有无异型的胃黏膜上皮化生。在切除标本的病理组织学所见中，4 例中有 2 例在表层见有胃黏膜上皮，2 例被肠上皮覆盖。4 例中均未见有胃底腺组织。4 例中主要的壁内所在部位均为黏膜下层。

胃黏膜上皮增生 / 胃黏膜上皮型增生性息肉共 6 例病例（病例 5~10），年龄 43~81 岁，平均 67.5 岁，其中男性 4 例，女性 2 例。幽门螺杆菌感染状态在 6 例中有 5 例是既往感染，1 例是未感染。在既往感染的 5 例中，见有中度至高度的内镜胃黏膜萎缩。此 6 例病变均位于十二指肠球部，病变大小的长径为 5~12mm。内镜所见为：Is 型 3 例，Isp 型 1 例（病例 7，**图 3**）、Ip 型 2 例。颜色均为浅红至红色。6 例中有 2 例施行了术前活检，有 1 例被诊断为胃黏膜上皮增生，另 1 例被诊断为异位胃黏膜。在切

表1 十二指肠非乳头部肿瘤样病变（内镜切除病例）的临床表现、内镜所见和病理组织学所见

十二指肠肿瘤样病变 (14处病变、14例病例)	病例	临床表现				十二指肠病变							病理组织学所见		
		年龄(岁)	性别	幽门螺杆菌感染状态	内镜胃黏膜萎缩度*	内镜表现						内镜切除前的活检	胃黏膜上皮	切除标本 胃底腺组织	壁内所在部位
						部位	长径(mm)	形态	表面性状	颜色					
Brunner 腺增生/错构瘤 (4例)	1	43	男	既往感染	C-2	球部	12	SMT样	平滑	红色	—	无	无	SM
	2	68	男	既往感染	0-1	球部	40	SMT样	平滑	同色	肠黏膜、Brunner 腺	无	无	SM
	3	64	男	未感染	C-0	球部	20	SMT样	平滑	浅红	肠黏膜、Brunner 腺极少部分胃黏膜上皮化生	有	无	SM
	4	77	男	既往感染	0-2	球部	30	Ip	平滑	红色	肠黏膜、Brunner 腺部分胃黏膜上皮化生	有	无	SM
胃黏膜上皮增生/胃黏膜上皮增生型增生性息肉 (6例)	5	69	男	未感染	C-0	球部	12	Ip	平滑	浅红	—	有	有	M
	6	43	女	既往感染	C-2	球部	6	Ip	平滑	浅红	—	有	有	M
	7	70	男	既往感染	0-2	球部	10	Isp	平滑	浅红	胃黏膜上皮增生	有	无	M
	8	76	女	既往感染	0-3	球部	5	Is	平滑	浅红	—	有	无	M
	9	81	男	既往感染	C-3	球部	5	Is	平滑	浅红	—	有	有	M
	10	66	男	既往感染	C-2	球部	6	Is	平滑	红色	胃黏膜上皮增生、胃底腺组织	有	有	M
Peutz-Jeghers 型息肉 (4例)	11	59	女	既往感染	0-1	降部	25	Ip	分叶状	浅红	肠黏膜	有	无	M
	12	83	女	既往感染	0-2	降部	10	Ip	分叶状	浅红	肠黏膜	无	无	M
	13	81	女	现症感染	0-1	降部	18	Ip	平滑	红色	肠黏膜	无	无	M
	14	68	男	现症感染	0-2	球部	10	Ip	平滑	浅红	肠黏膜	无	无	M

*: 木村/竹本分类

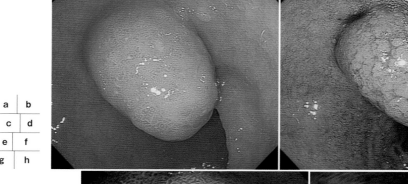

a	b
c	d
e	f
g	h

图1 [病例3] Brunner 腺
增生 / 错构瘤
a 常规内镜图像。在十二指肠
球部见有红色的 SMT 样隆起。
b a 的色素染色图像。
c 窄带成像放大内镜图像。
确定病变表层为胃黏膜上皮
类似的结构。
d 超声内镜图像。扫查出第三
层内比较均一的等回声肿瘤，
在一部分见有无回声区域。
e 切除标本的肉眼观察图像。
f 放大镜下观察图像。见有
Brunner 腺和脂肪组织混合存
在的结节性病变。
g 病理组织学图像。见有无
异型的 Brunner 腺增生及成熟
脂肪组织、平滑肌束、血管。
h 病理组织学图像。在部分
表层见有胃黏膜上皮。

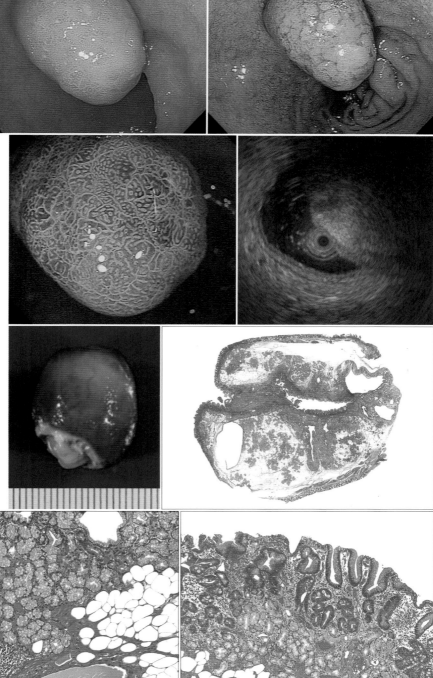

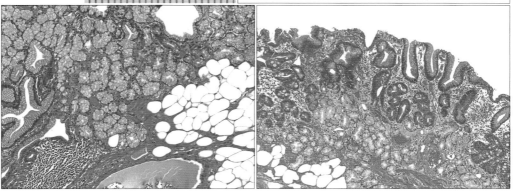

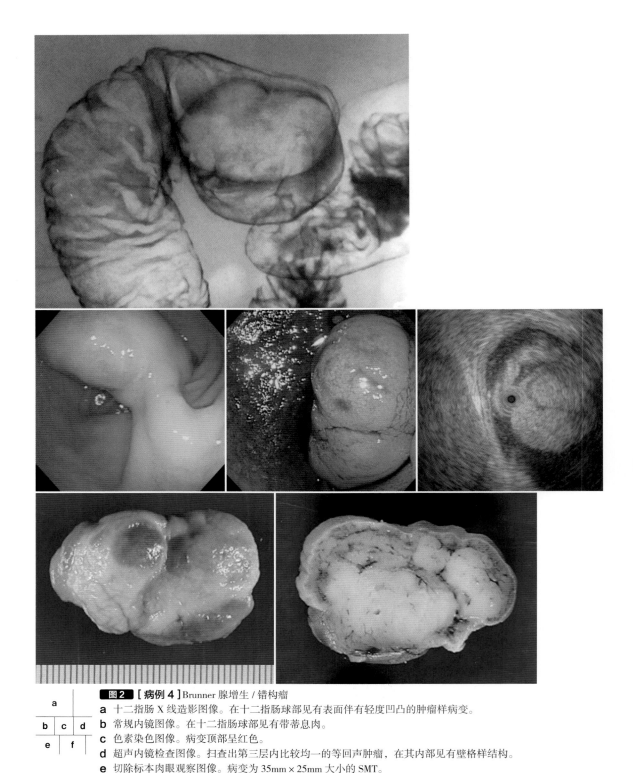

a		
b	c	d
e		f

图2 [病例4]Brunner 腺增生 / 错构瘤

a 十二指肠 X 线造影图像。在十二指肠球部见有表面伴有轻度凹凸的肿瘤样病变。

b 常规内镜图像。在十二指肠球部见有带蒂息肉。

c 色素染色图像。病变顶部呈红色。

d 超声内镜检查图像。扫查出第三层内比较均一的等回声肿瘤，在其内部见有壁格样结构。

e 切除标本肉眼观察图像。病变为 35mm × 25mm 大小的 SMT。

f 切除标本截面的肉眼观察图像。为伴有壁格样结构的块状、分叶状发育的黄白色实体性肿瘤。

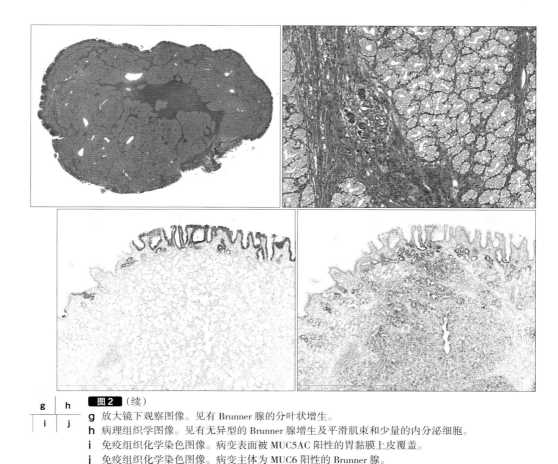

g h
i j

图2（续）

g 放大镜下观察图像。见有 Brunner 腺的分叶状增生。

h 病理组织学图像。见有无异型的 Brunner 腺增生及平滑肌束和少量的内分泌细胞。

i 免疫组织化学染色图像。病变表面被 MUC5AC 阳性的胃黏膜上皮覆盖。

j 免疫组织化学染色图像。病变主体为 MUC6 阳性的 Brunner 腺。

除标本的病理组织学所见中，6 例中有 4 例见有胃底腺组织，且主要部位为黏膜内。

　　Peutz–Jeghers 型息肉共 4 例（病例 11 ~ 14），年龄 59 ~ 83 岁，平均 72.8 岁，其中男性 1 例，女性 3 例。幽门螺杆菌感染状态在 4 例中有 2 例为既往感染，2 例为现症感染。所有病例中均见有中度至高度的内镜胃黏膜萎缩。病变有 1 例位于十二指肠球部，3 例位于十二指肠降部，病变大小为长径 10 ~ 25mm。内镜表现均为：Ip 型（病例 13，**图 4**）；有 2 例的表面性状为分叶状，2 例表面光滑（**图 4a**）；颜色均为浅红。全部 4 例均施行了术前活检，均被诊断为无异型的肠黏膜。在切除标本的病理组织学所见中，4 例中有

1 例在表层虽稍见有胃黏膜上皮，但主要被小肠黏膜覆盖。此外，4 例均未见有胃底腺组织，主要所在部位均在黏膜内。

2. 研究 2

　　基于内镜下施行活检标本的分析，诊断了异位胃黏膜 44 例（44 处病变）和异位胰腺 2 例（2 处病变）。

　　异位胃黏膜是通过活检确认有胃黏膜上皮及成熟的胃底腺组织而做出诊断的。44 例的临床表现和内镜所见见**表 2**。异位胃黏膜 44 例病例的年龄为 42 ~ 89 岁，平均年龄 68.9 岁；男性 38 例，女性 6 例。幽门螺杆菌感染状态是现症感染 2 例，既往感染 19 例，未感染 23 例。内镜

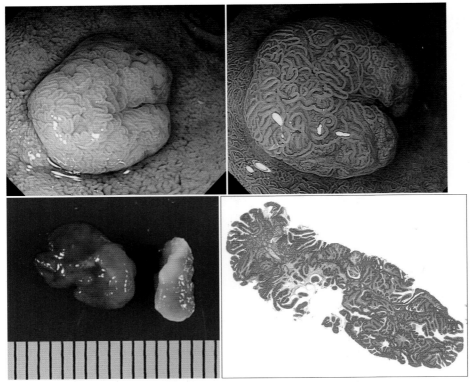

a	b
c	d

图3 [**病例7**] 胃黏膜上皮型增生性息肉
a 常规内镜图（色素染色）。在十二指肠球部见有表面光滑、红色的亚蒂息肉。
b 窄带成像放大内镜图。见有胃黏膜上皮类似的胃小沟花纹。
c 切除标本肉眼观察图。
d 放大镜下观察图。见有胃黏膜上皮增生，在深部伴有少量 Brunner 腺。

胃黏膜萎缩度为无萎缩的 23 例，C-1 ~ C-2 的 4 例，C-3 ~ O-1 的 13 例，O-2 ~ O-3 的 4 例。在施行检查时有 8 例经常内服质子泵抑制剂（proton pump inhibitor，PPI）。44 例病变中有 40 例位于十二指肠球部，4 例位于十二指肠降部。病变大小 5 mm 以下的病例最多，有 26 例，5 ~ 10 mm 的有 13 例，超过 10 mm 的有 5 例。病变形态为单结节状隆起（Ⅰsp 型）（**图5**）的 9 例，SMT 样的 6 例，颗粒状小隆起聚集（Ⅱa 型）的 29 例。在呈颗粒状小隆起集簇的 29 例中，按照中井等的分类[11] 被分为：糜烂隆起型 9 例、颗粒状隆起型 11 例、球状隆起散在型 5 例（**图6**）、集簇隆起型 4 例。颜色发红者 26 例，

与周围同色者 18 例。

异位胰腺 2 例均系通过行内镜下活检钳钻孔活检而得出诊断。2 例病例的年龄分别为 44 岁和 47 岁，男性 1 例，女性 1 例。2 例均未见伴有异位胰腺的症状。1 例病变在降部，1 例病变在水平部，均位于十二指肠 C 形环内侧。2 例均呈在顶部伴有平缓凹陷的 SMT 样形态（**图7**）。

讨论

十二指肠被小肠型上皮所覆盖，但从球部到乳头部附近，有 Brunner 腺存在于黏膜下层主体。Brunner 腺虽是十二指肠的固有上皮，但因为在组织学上与幽门腺等胃黏液腺酷似，以黏液

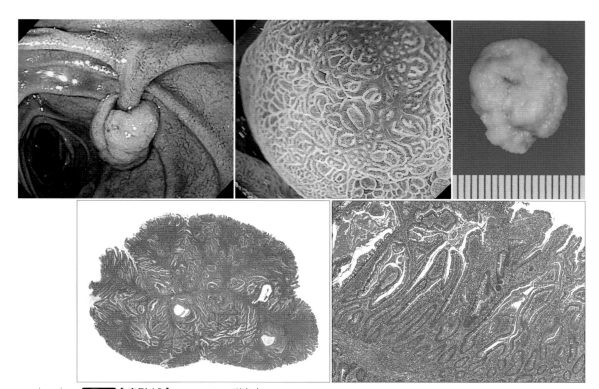

a	b	c
d	e	

图4 [病例 13] Peutz-Jeghers 型息肉

a 常规内镜图像（色素染色）。在十二指肠降部见有红色的带蒂息肉。
b 窄带成像放大内镜图像。在息肉头部表面观察到微肿大的绒毛结构。
c 切除标本肉眼观察图像。
d 放大镜下观察图像。确定为 Brunner 腺的分叶状增生。
e 病理组织学图像。观察到由隐窝和绒毛构成的较长的小肠型黏膜，在深部见有平滑肌束。

表2 异位胃黏膜的临床表现和内镜所见（44 例）

临床表现					十二指肠病变的内镜所见			
平均年龄（范围）	性别	PPI内服	幽门螺杆菌感染状态	内镜胃黏膜萎缩度*	部位	病变直径（mm）	总体形态	颜色
68.9 岁（42～89）岁	男（38）女（6）	有（8）无（36）	未感染（23）既往感染（19）现症感染（2）	无萎缩（23）C-1～C-2（4）C-3～O-1（13）O-2～O-3（4）	球部（40）降部（4）	＜5（26）5～10（13）10＜（5）	结节状隆起（Ⅰsp 型）（9）SMT 样（6）颗粒状小隆起聚集（Ⅱa 型）（29）	红色（26）同色（18）

*：木村 / 竹本分类；表中（ ）内为例数

表型的观点也被归类于胃型上皮（MUC6 染色阳性）[1, 2]。Brunner 腺在糜烂、溃疡等的修复过程中，向表层方向分化为胃黏膜上皮（胃黏膜上皮化生），以胃黏膜上皮置换、覆盖十二指肠表层[1, 2, 12]。此外，在 Brunner 腺增生 / 错构瘤的表面也多见有胃黏膜上皮化生[1, 2]。虽然异位胃黏膜在见有分化的胃底腺组织这一点上，可区别于胃黏膜上皮化生，看作是先天性的错构瘤病变，但在表层伴有胃黏膜上皮。

这样一来，在肿瘤样病变中，表现胃型表

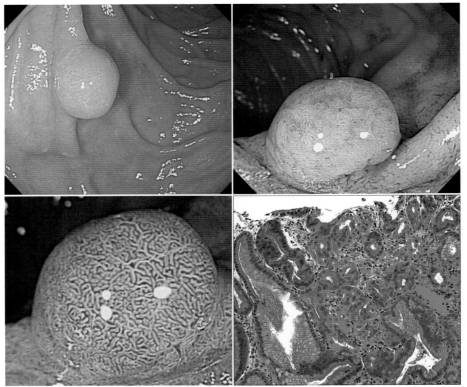

图5 异位胃黏膜
a 常规内镜图像。在十二指肠球后部见有单发性红色结节状隆起。
b a 的色素染色图像。
c 窄带成像放大内镜图像。在病变表面见有胃黏膜上皮类似的花纹。
d 病理组织学图像。见有胃黏膜上皮和胃底腺组织。

型的 Brunner 腺增生 / 错构瘤、胃黏膜上皮增生 / 胃黏膜上皮型增生性息肉、异位胃黏膜的表层中多见有胃黏膜上皮。近端十二指肠被小肠型上皮所覆盖，与这些肿瘤样病变相关，笔者认为在该病变的表层多见有从岛状到面状的胃黏膜上皮，这一点对内镜诊断也很重要。正如本研究所提示的那样，因为在窄带成像放大观察下，当与背景的小型绒毛上皮比较时，可观察到近棕色胃黏膜上皮，所以可能对发现和诊断这些显示胃型表型的肿瘤样病变是有用的。

　　肿瘤样病变和胃型肿瘤（胃黏膜上皮型、胃底腺型、Brunner 腺 / 幽门腺型）的内镜鉴别并不明确。在与研究 1 同一时期（2007 年 3 月至 2018 年 4 月），在笔者所在科室内镜切除并经病理组织学诊断为十二指肠胃型肿瘤的病例有 25 例，其中腺瘤 7 例、恶性潜能不明的肿瘤

（neoplasms of uncertain malignant potential，NUMP）[13]15 例、腺癌 3 例（**表3**）。25 例中的大部分病例，病理组织学上在病变表层见有胃黏膜上皮，借助常规内镜或图像增强内镜图像在隆起性病变的表面辨识岛状存在的胃黏膜上皮，对胃型肿瘤的发现和诊断也可能是有用的。通过重新审视病理组织学所见，也有从 Brunner 腺增生重新分类为胃型肿瘤的病例，认为其鉴别并不容易，而关于肿瘤样病变和胃型肿瘤的内镜鉴别，有待以后另有机会再做说明。

　　关于十二指肠肿瘤样病变的流行病学研究甚少，但关于异位胃黏膜已有一些报道。异位胃黏膜的发生率在 0.5% ~ 2.0% 之间 [11、14]，也有占十二指肠内镜活检的约 11% 的报道 [14]。异位胃黏膜多见于男性，并提示与幽门螺杆菌感染呈负相关，与 PPI 内服呈正相关 [15]。在笔者诊治

a	b
c	d

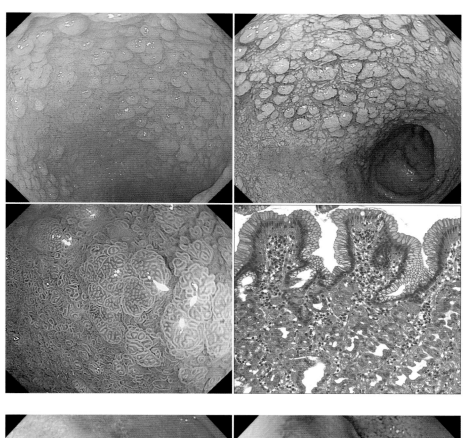

图6 异位胃黏膜

a 常规内镜图像。在十二指肠球部前壁至上壁见有与周围同色的半球状小隆起的集簇。

b a的色素染色图像。

c 窄带成像放大内镜图像。在各球状小隆起处见有与胃黏膜上皮类似的花纹。

d 病理组织学图像。在表层见有胃黏膜上皮,深部见有成熟的胃底腺组织。

a	b
	c

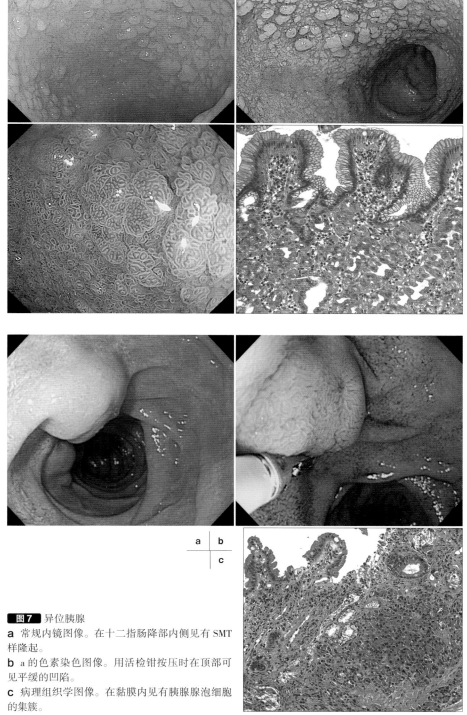

图7 异位胰腺

a 常规内镜图像。在十二指肠降部内侧见有SMT样隆起。

b a的色素染色图像。用活检钳按压时在顶部可见平缓的凹陷。

c 病理组织学图像。在黏膜内见有胰腺腺泡细胞的集簇。

表3 笔者的试验中十二指肠胃型肿瘤的项目——内镜切除病例（2007 年 3 月至 2018 年 4 月）

病变名称	病例数
腺瘤	7
恶性潜能不明的肿瘤（NUMP）[13]	15
腺癌	3

NUMP: neoplasms of uncertain malignant potential.

的 44 例中有 38 例（86.4%）是男性，有 23 例（52.3%）未感染幽门螺杆菌，有 8 例（182%）内服 PPI。可以预想，今后幽门螺杆菌感染率的下降和胃酸分泌亢进的倾向，也可能对包括异位胃黏膜的肿瘤样病变的发生产生影响。期待今后就包括与幽门螺杆菌感染和胃黏膜萎缩度之间的相关性在内的肿瘤样病变的流行病学有进一步的研究。

结语

回顾性分析了十二指肠非乳头部肿瘤样病变的临床表现和内镜所见。通过常规内镜或图像增强内镜图像辨识岛状存在于隆起性病变表面的胃黏膜上皮上，有可能对呈胃型表型的肿瘤样病变的发现、诊断以及内镜鉴别诊断是有用的。期待针对更多病例做进一步的研究。

参考文献

[1] 服部行紀，松原亜季子，関根茂樹，他．十二指腸の腫瘍・腫瘍様病変の病理診断—腫瘍様上皮性病変とそれら由来の腫瘍の病理学的特徴．胃と腸 46：1596-1603，2011

[2] 九嶋亮治．十二指腸非乳頭部における腫瘍様病変と腫瘍の組織発生．日消誌 115：160-167，2018

[3] Matsubara A, Ogawa R, Suzuki H, et al. Activating GNAS and KRAS mutations in gastric foveolar metaplasia, gastric heterotopia, and adenocarcinoma of the duodenum. Br J Cancer 112：1398-1404, 2015

[4] 原田英，蔵原晃一，大城由美，他．NBI 併用拡大観察が有用であった Brunner 腺由来の十二指腸癌の 1 例．胃と腸 51：1617-1625，2016

[5] 菊池英純，羽賀敏博，三上達也，他．3 年の経過にて胃腺窩上皮化生を呈した十二指腸 Brunner 腺過誤腫の 1 例．胃と腸 53：255-257，2018

[6] Kimura K, Takemoto T. An endoscopic recognition of the atrophic border and its significance in chronic gastritis. Endoscopy 1：87-97, 1969

[7] 佐藤貴一．ヘリコバクター・ピロリ感染胃炎の診断における内視鏡検査の重要性．Helicobacter Res 17：527-530, 2013

[8] Yagi K, Nakamura A, Sekine A. Characteristic endoscopic and magnified endoscopic findings in the normal stomach without *Helicobacter pylori* infection. J Gastroenterol Hepatol 17：39-45, 2002

[9] 日本胃癌学会（編）．胃癌取扱い規約，第 15 版．金原出版，2017

[10] 大腸癌研究会（編）．大腸癌取扱い規約，第 9 版．金原出版，2018

[11] 中井久雄，田辺聡，小泉和三郎，他．胃型被覆上皮を伴った十二指腸隆起性病変の診断．胃と腸 36：1499-1506, 2001

[12] Kushima R, Manabe R, Hattori T, et al. Histogenesis of gastric foveolar metaplasia following duodenal ulcer：a definite reparative lineage of Brunner's gland. Histopathology 35：38-43, 1999

[13] Hida R, Yamamoto H, Hirahashi M, et al. Duodenal neoplasms of gastric phenotype：an immunohistochemical and genetic study with a practical approach to the classification. Am J Surg Pathol 41：343-353, 2017

[14] Terada T. Heterotopic gastric mucosa of the gastrointestinal tract：a histopathologic study of 158 cases. Pathol Res Pract 207：148-150, 2011

[15] Genta RM, Kinsey RS, Singhal A, et al. Gastric foveolar metaplasia and gastric heterotopia in the duodenum：no evidence of an etiologic role for *Helicobacter pylori*. Hum Pathol 41：1593-1600, 2010

Summary

Clinical and Endoscopic Features of Tumor-like Lesions of the Duodenum

Takashi Hirata1）, Koichi Kurahara,
Yumi Oshiro2）, Hiroki Yaita1）,
Shohei Uraoka, Yuichiro Yoshida,
Hironobu Wachi, Hitomi Matsuba

This study aimed to clarify the clinical features and endoscopic images of tumor-like lesions of the duodenum. We retrospectively examined the clinical features of tumor-like lesions histopathologically diagnosed by endoscopic resection or biopsy at our department. In total, four cases of Brunner's gland hyperplasia and hamartoma, six cases of crypt hyperplasia/hyperplastic polyps, and four cases of Peutz-Jeghers type polyps were diagnosed using endoscopic resection. Of the four cases of Brunner's gland hyperplasia/hamartoma, three exhibited submucosal tumor-like morphology and two cases exhibited gastric-like mucosa on the surface layer. In the six cases of crypt hyperplasia/hyperplastic polyps, we observed protruding or pedunculated morphology ; of them, four showed gastric fundic glands. In addition, we diagnosed 44 cases of ectopic gastric mucosa and two cases of ectopic pancreas based on the histopathology of the biopsy samples. Of them, we observed ectopic gastric mucosa in the duodenal bulb in 40 cases, and 29 cases exhibited morphology of protruding granular aggregation. In recent years, tumor-like lesions have gained attention as a precursor lesion of adenocarcinoma or as a lesion where gastric-type tumor originates. This would confirm islands of gastric epithelium on the surface of the protruding lesions under regular endoscopy or image-enhanced endoscopy and, thus, may be useful for the detection and endoscopic differential diagnosis of tumor-like lesions.

[1]Division of Gastroenterology, Matsuyama Red-cross Hospital, Matsuyama, Japan
[2]Department of Pathology, Matsuyama Red-cross Hospital, Matsuyama, Japan

十二指肠非乳头部隆起性病变

——十二指肠黏膜下肿瘤

石川 茂直[1]

稲叶 知己

中村 聪子[2]

摘要●十二指肠黏膜下肿瘤（submucosal tumor，SMT）比较罕见，在组织学上具有包含多种疾病这一特征。因为通过常规活检进行确诊是困难的，所以包括内镜超声检查（endoscopic ultrasonography，EUS）在内的内镜诊断是重要的。本文列举出十二指肠 SMT 的代表性病例，对内镜诊断的特征以及鉴别诊断的要点进行探讨。

关键词　十二指肠　黏膜下肿瘤　神经节细胞性副神经节瘤　胃肠道间质瘤

[1] 香川县立中央病院消化器内科　〒760–8557 高松市朝日町 1 丁目 2–1
　E–mail : ishikawa5308@yahoo.co.jp
[2] 同　病理诊断科

前言

作为具有十二指肠黏膜下肿瘤（submucosal tumor，SMT）形态的非上皮性肿瘤，有神经节细胞性副神经节瘤（gangliocytic paraganglioma）、间质瘤［包括胃肠道间质瘤（gastrointestinal tumors，GIST）、神经鞘瘤、平滑肌瘤］、脂肪瘤、淋巴管瘤、血管瘤、神经内分泌肿瘤（neuroendocrine tumors，NET）等。对于通过常规活检难以诊断的 SMT，虽然可以通过内镜超声引导下细针穿刺活检（endoscopic ultrasound–guided fine needle aspiration，EUS–FNA）进行组织学诊断，但是由于十二指肠的解剖学特征以及肿瘤自身的尺寸比较小，使用 EUS–FNA 的标本采取率比消化道的其他部位低[1]。所以，在十二指肠 SMT 的诊断上，内镜诊断极为重要。本文将概括内镜影像诊断的特征。

神经节细胞性副神经节瘤（gangliocytic paraganglioma）

本病常见于男性，是好发于十二指肠降部[2]的罕见的良性肿瘤。1957 年由 Dahl 等[3]报道，在日本约有 200 例[4]。在病理学上，是由上皮细胞、梭形细胞和神经节样细胞 3 种细胞成分构成的消化道 NET 的一种。在 2010 年 WHO 分类中，将 NET（G1，G2）或神经内分泌癌（neuroendocrine carcinoma，NEC）另外分类为神经内分泌赘生物（neuroendocrine neoplasm）[5, 6]。

在内镜下，神经节细胞性副神经节瘤呈现与 NEC 和 GIST 同样比较硬的 SMT 形态，而大部分在降部发生，大体形态上带蒂的情况较多。这一特征有助于与其他 SMT 相鉴别（**图 1a ~ c**），但影像的鉴别非常困难。

在内镜超声检查（endoscopic ultrasonography，EUS）中，扫描出的大多是以第 3 层为主要所在的等回声或低回声肿瘤（**图 1d**），而缺乏特征性所见[7]。在 CT 中，多扫描出多血性的实体性

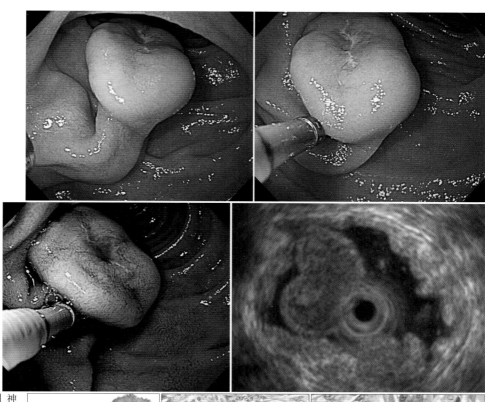

a	b	
c	d	
e	f	g
h	i	j

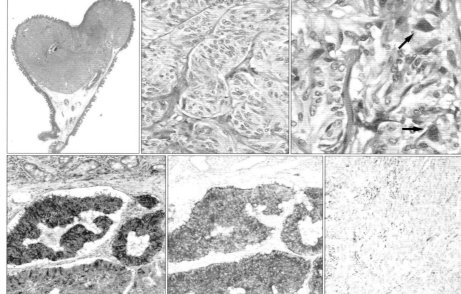

图1 [病例1] 神经节细胞性副神经节瘤的代表性病例

a 内镜图像。在十二指肠降部见有带蒂的病变。

b 内镜图像。中心部可见凹陷。

c 靛胭脂染色图像。

d 超声内镜图像。在第3层见有内部不均匀的低回声肿瘤。

e 放大镜下图像（HE染色）。

f HE染色图像（×20）。可见小泡灶状的上皮样细胞和周围的纺锤状细胞。

g HE染色图像（×400）。可见神经节样细胞（黑色箭头）。

h 嗜铬粒蛋白A染色图像。上皮样细胞呈阳性。

i 突触小泡蛋白染色图像。上皮样细胞呈阳性。

j S-100免疫染色图像。纺锤状细胞呈阳性。

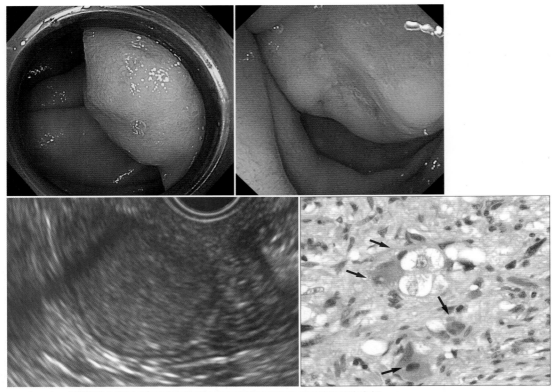

a	b
c	d

图2 [症例2] 不具有带蒂性形态的神经节细胞性副神经节瘤病例

a 内镜图像（通过前端辅助镜头装置观察）。在十二指肠降部入口见有 SMT。

b 侧视镜观察图像。在中心部见有浅凹陷。

c 超声内镜图像。扫描出略微不均匀的低回声肿瘤。

d 病理组织学图像（HE 染色，×400）。见有神经节样细胞（黑色箭头）。

肿瘤[8-10]。

通过以活检为基础的 EUS-FNA 对神经节细胞性副神经节瘤进行确诊也是困难的。究其原因，是由于只通过采取一部分组织难以证明有着多种构成成分的本病的全部病理成分[11]。

列举出在十二指肠降部发生带蒂性神经节细胞性副神经节瘤的代表性病例（病例1，**图1**），对其进行内镜切除，见有特征性的病理组织学所见（**图1e ~ j**）。但需注意，也可能有不具有带蒂性形态的神经节细胞性副神经节瘤病例（病例2，**图2**），而本病例是通过外科局部切除而确诊的。

一般来说，良性肿瘤可通过局部切除治愈，但近年散见有神经节细胞性副神经节瘤转移的病例的报告[7, 12, 13]。大久保（Okubo）等[4]报告，分析了192个病例，其中6.9%见有淋巴结转移。

胃肠道间质瘤（GIST）

GIST 在整个消化道内均可发生，有3% ~ 5%发生于十二指肠处[14]，大多发生在十二指肠降部[15]。在病理组织学上，多为 c-kit 阳性、CD34 阴性、α-SMA 阳性或阴性的小肠型 GIST（**图3e ~ j**）。

内镜所见为有硬度的 SMT，与在消化道其他部位发生的 GIST 同样，一旦增大，会形成溃疡或糜烂（**图3a、b**）。有报告称，十二指肠 GIST 约半数可见溃疡形成[15]。通过常规内镜检查虽然难以鉴别 GIST 与其他肌源性肿瘤和神经源性肿瘤，但伴有溃疡形成或呈哑铃状或结节状形态的则极有可能是 GIST[16]。

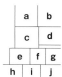

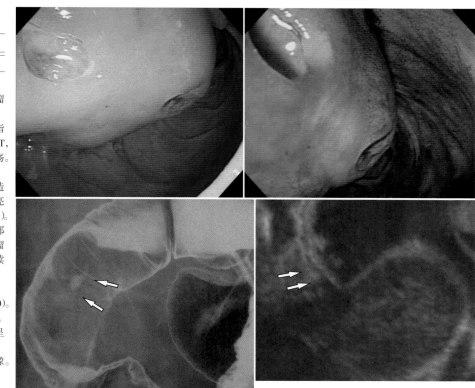

图3 胃肠道间质瘤
（GIST）

a 内镜图像。在十二指肠降部见有结节状的 SMT，表面伴有边缘整齐的溃疡。

b 靛胭脂染色图像。

c 低张力十二指肠 X 线造影图像。在降部见有透亮影，可见钡斑（白色箭头）。

d 超声内镜图像。内部是不均匀的低回声肿瘤可见与第 4 层具有连续性（白色箭头）。

e 手术标本。

f HE 染色图像 （×400）。见有纺锤状细胞的增殖。

g c-kit 免疫染色图像。呈阳性。

h α-SMA 免疫染色图像。呈阳性。

i S-100 免疫染色图像。呈阴性。

j 结蛋白染色图像。呈阴性。

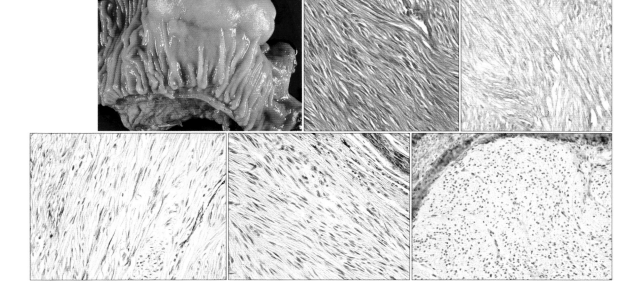

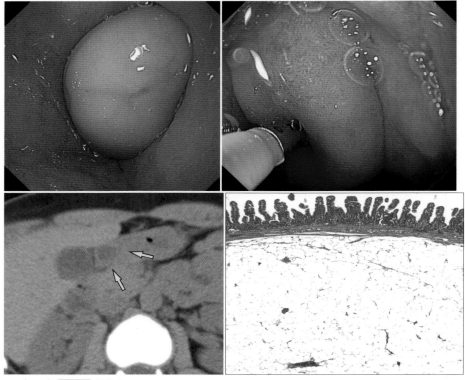

a	b
c	d

图4 脂肪瘤

a 内镜图像。在十二指肠球部见有呈黄色光泽的SMT。

b 活检钳压迫时的图像。呈清晰的缓冲征象阳性。

c 腹部CT造影图像。CT值显示脂肪浓度（黄色箭头）。

d 病理组织学图像（HE染色，×20）。成熟的脂肪细胞在黏膜下增殖。

通过X线造影，扫描出伴有桥形皱襞的平滑透亮影像（**图3c**），按压时比较硬；在肿瘤增大伴随有溃疡时，在表面可见不规则的钡斑。

通过EUS可扫描出与肌肉层连续的略不均匀的低回声肿瘤（**图3d**）。由于当GIST的瘤体增大时会发生内部坏死，反映在内部回声上就会变得不均匀[16]，有时也会扫描出无回声区。管外发育型GIST，也有与胰腺肿瘤难以区分的情况。

十二指肠GIST大多在发现时就已是晚期，有出血等症状的病例较多，管外发育型多，比胃GIST恶性度高的肿瘤多[17]。但也有报道[18]，与胃GIST相比预后状况无差异，有待今后更进一步的研究。

脂肪瘤

在病理组织学上，脂肪瘤是由成熟的脂肪细胞在黏膜下增生引起的良性肿瘤（**图4d**）。

脂肪瘤多发生于大肠，发生于十二指肠的比较罕见[19]。十二指肠脂肪瘤在日本有100多例的报告[20-24]，多发生于十二指肠降部，约占半数[20]。

内镜所见反映在黏膜下增生的脂肪细胞，多呈黄色（**图4a**）。根据臼井等[24]对106例脂肪瘤的肉眼形态观察，在除去形态不明的22例后所剩下的84例中，多为带蒂性的（48.8%，41/84）或亚带蒂性的（27.3%，23/84），无蒂性的稍少（23.8%，20/84）。脂肪瘤为柔软的肿瘤，用活检钳按压时，缓冲征象呈阳性（**图4b**）。

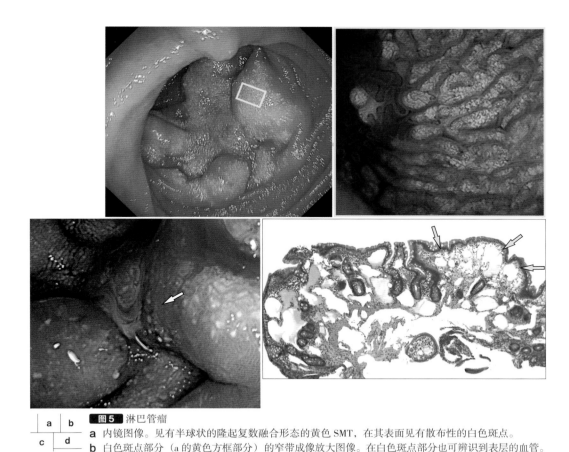

a	b
c	d

图5 淋巴管瘤

a 内镜图像。见有半球状的隆起复数融合形态的黄色 SMT，在其表面见有散布性的白色斑点。

b 白色斑点部分（a 的黄色方框部分）的窄带成像放大图像。在白色斑点部分也可辨识到表层的血管。

c 活检后，见有白色乳糜的漏出（白色箭头）。

d 活检的病理组织学图像（HE 染色，×40）。在黏膜固有层及黏膜下层见有扩张的淋巴管。黄色箭头所指处为黏膜固有层内扩张的淋巴管。

通过 EUS 可扫描出在第 3 层的比较均匀的等回声或高回声的肿瘤；多见有由于活检引起脂肪组织漏出的裸脂征（naked fat sign）。根据这些所见，比较容易鉴别脂肪瘤。

在 CT 检查中，CT 值显示脂肪浓度（**图 4c**）；磁共振成像时，在 T1 增强影像中呈强信号，由于脂肪抑制而变为弱信号。通过上述方法可以进行确切诊断[25]。对无症状的脂肪瘤病例以随访观察为宜，而在肿瘤增大引起出血时有必要进行治疗[26, 27]。

淋巴管瘤

本病被认为是淋巴管的组织畸形，是淋巴管在黏膜固有层和黏膜下层增殖扩张的良性疾病。在病理组织学上，分为毛细淋巴管瘤、海绵状淋巴管瘤、囊性淋巴管瘤[28]。

内镜下可见有大小从 1cm 左右到数厘米的隆起性病变，由于在黏膜下层扩张的淋巴管，半球状的隆起性病变呈现从单发到数个融合的形态（**图 5a**）；颜色多呈黄色，反映出充满了乳糜。另一方面，也有以隆起顶部为中心见有白色斑点的情况（**图 5a**），这是由在黏膜固有层中扩张的淋巴管所引起的[29]（**图 5d**）。通过窄带成像（narrow band imaging，NBI）内镜观察，在白色斑点部分可以辨识到表层的扩张的血管，据此可与正常的白色绒毛区分开[30]（**图 5b**）。

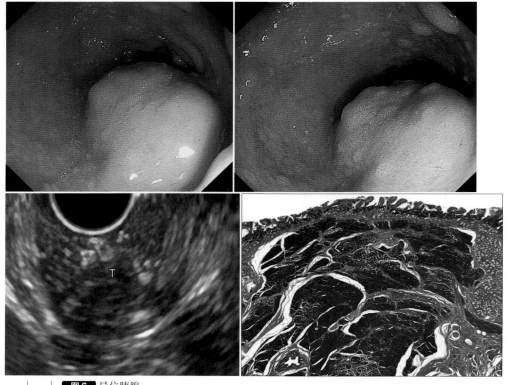

<table>
<tr><td>a</td><td>b</td></tr>
<tr><td>c</td><td>d</td></tr>
</table>

图6 异位胰腺

a,b 内镜图像。在十二指肠球部见有 SMT，一部分伴有凹陷。

c 超声内镜图像。在黏膜下层至肌层见有低回声肿瘤，在其内部可见点状高回声（T：肿瘤）。

d 病理组织学图像（HE 染色，×20）。在黏膜下见有胰腺组织。此病例为 Heinrich I 型。

通过 EUS 可以反映出第 3 层的扩张的淋巴管，扫描出无回声区[31]。

可见因活检而滞留的白色乳糜流出也是淋巴管瘤的特征之一（**图5c**）。淋巴管瘤偶尔会形成溃疡，引起出血，但一般不需要治疗，以随访观察为宜。

十二指肠神经内分泌肿瘤（NET）

详细内容请参照其他章节（p.26–p.33），但因为 NET 在十二指肠 SMT 的鉴别诊断上很重要，事先有必要了解其特征。在全部消化道 NET 中，十二指肠 NET 的发病率仅次于直肠 NET。

十二指肠 NET 多发生于十二指肠球部，因为从黏膜深层发生并发育，内镜下呈 SMT 的形态，为被正常黏膜覆盖的半球形或亚带蒂的形态；表面略呈黄色，在顶部多伴有反映表层血管扩张的发红和凹陷等。

通过 EUS 在第 2 层至第 3 层可扫描出边界清晰的低回声或等回声的肿瘤，在肿瘤增大的同时会向深部进展[32]。

异位胰腺

本病的发病原因是胚胎期的成胰腺组织的误入，在解剖学上多发于胰脏附近的十二指肠或胃[33, 34]。有报告称，在外科手术病例中有 2% 见有异位胰腺[35]，但大部分无症状，系偶然发现。在病理组织学上，异位胰腺分为胰岛、腺泡细胞、导管的 Heinrich I 型（**图6d**）、无胰岛的 Heinrich II 型和只有导管的 Heinrich III 型。

异位胰腺的内镜所见为 SMT 的形态，在典

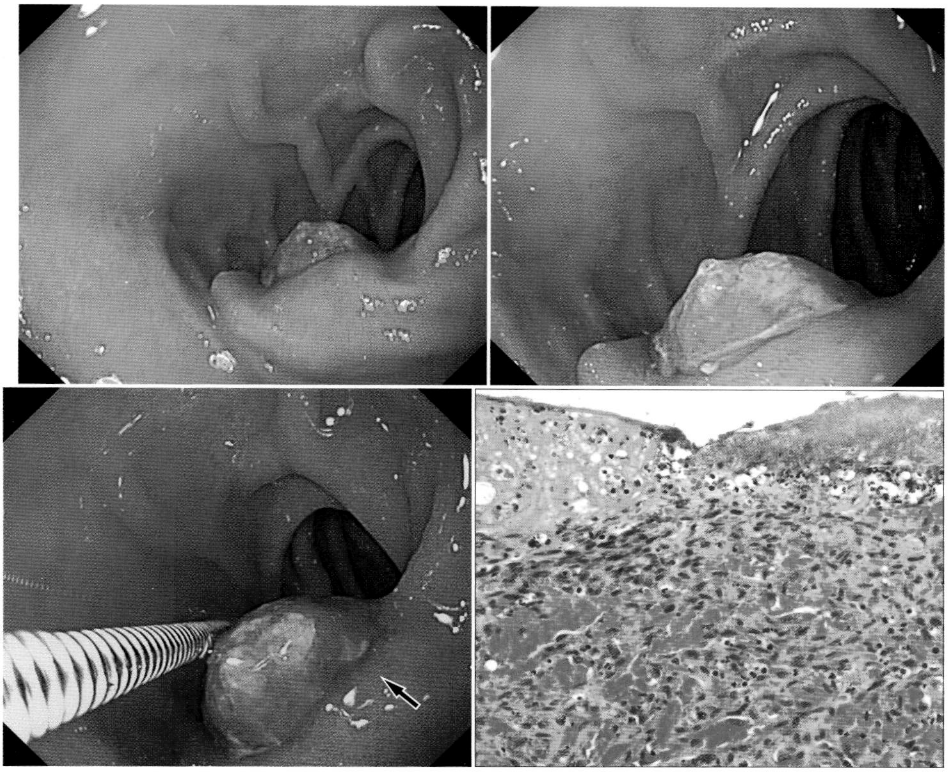

a	b
c	d

图7 化脓性肉芽肿

a 内镜图像。在十二指肠降部见有发红的肉芽状病变。

b 在表面伴有白苔。

c 用活检钳接触易出血（黑色箭头）。

d 病理组织学图像（HE 染色，×200）。见有毛细血管扩张和间质的炎症细胞浸润。

型病例伴有中心凹陷（**图6a、b**）。多数情况下在十二指肠发生的比在胃部发生的要小，为近圆形[36]。

通过 EUS 可扫描出主要存在于第 3 层至第 4 层的等回声或低回声肿瘤[31]。其特征之一为内部回声不均匀，有散在的点状高回声区（**图6c**）。特别是，在内部如果能够确定导管状的无回声区，就可以诊断[37]。异位胰腺虽然多数不需要治疗，但在日本关于出血的报告或由异位胰腺发生的癌症的报告中也有 40 多例[38]。特别是在伴有溃疡的情况下，有必要考虑癌变的可能性。

化脓性肉芽肿 （pyogenic gronuloma）

本病是由于后天性的血管瘤伴有炎症而形成的肉芽肿状病变，在口腔黏膜以外的消化道很少发生。在消化道中，化脓性肉芽肿好发于食道和小肠。在十二指肠很少发生，如发生的话，多发生于十二指肠降部[39]。在病理组织学上，其特征为毛细血管的扩张和间质的炎症细胞浸润[40]（**图7d**）。

内镜所见化脓性肉芽肿为无蒂性的或亚带蒂性的、呈现出炎症或出血的红色肉芽状病变，也被表达为草莓状（strawberry like）[41]，表面多伴有白苔（**图7a、b**）。

化脓性肉芽肿虽然是良性肿瘤，但因为容易出血（**图7c**），为内镜治疗或外科切除的适应证[39]。

结语

本文就十二指肠的 SMT，列举出病例并进行了概述。关于十二指肠的 SMT，通过 EUS-FNA 等新手段，使组织学诊断成为可能。但毫无疑问，影像学诊断也是基本且重要的。通过了解有特征的影像，大多数情况下即使不施行不必要的组织侵袭也可以获得诊断。

致谢
　　本文完成之际，特别对提供宝贵病例影像资料的松山红十字医院胃肠中心的藏原晃一先生深表谢意!

参考文献

[1] 德永周子，木田光広，山内浩史，他．消化管粘膜下腫瘍手術症例における術前 EUS-FNA の診断能についての検討．Pro Dig Endosc　80：37-41, 2012

[2] 武嶋惠理子，青山肇，金城福則，他．十二指腸上行部に発生し，大量出血を呈した有茎性 gangliocytic paraganglioma の 1 例．胃と腸　49：940-947, 2014

[3] Dahl EV, Waugh JM, Dahlin DC. Gastrointestinal ganglioneuromas：Brief review with report of duodenal ganglioneuroma. Am J Pathol　33：953-965, 1957

[4] Okubo Y, Wakayama M, Nemoto T, et al. Literature survey on epidemiology and pathology of gangliocytic paraganglioma. BMC Cancer　11：187, 2011

[5] Kloppwl G, Perren A, Heitz PU. The Gastroenteropancreatic neuroendocrine cell system and its tumors. The WHO classification. Ann N Y Acad Sci　1014：13-27, 2004

[6] Öberg KE. Gastrointestinal neuroendocrine tumors. Ann Oncol　7：vii, 72-80, 2010

[7] 伊藤謙，五十嵐良典，岡野直樹，他．十二指腸乳頭部出血とリンパ節転移を伴った gangliocytic paraganglioma．胆道　31：146-150, 2017

[8] Henry C, Ghalel-Méchaoui H, Bottero N, et al. Gangliocytic paraganglioma of the pancreas with bone metastasis. Ann Chir　128：336-338, 2003

[9] Witkiewicz A, Galler A, Yeo CJ, et al. Gangliocytic paraganglioma：case report and review of the literature. J Gastrointest Surg　11：1351-1354, 2007

[10] Ohtsuki Y, Watanabe R, Kimura M, et al. Immunohistochemical and electron microscopic studies of a case of duodenal gangliocytic paraganglioma. Med Mol Morphol　42：245-249, 2009

[11] 内田大輔，小川恒由，植木亨，他．十二指腸 gangliocytic paraganglioma の 1 例—本邦報告例の検討．日消誌　107：1456-1465, 2010

[12] Park HK, Han HS. Duodenal gangliocytic paraganglioma with lymph node metastasis. Arch Pathol Lab Med　140：94-98, 2014

[13] Wang B, Zou Y, Zhang H, et al. Duodenal gangliocytic paraganglioma：report of two cases and review of literature, Int J Clin Exp Pathol　8：9752-9759, 2015

[14] Cavallaro G, Polistena A, D'Ermo G, et al. Duodenal gastrointestinal stromal tumors：review on clinical and surgical aspects. Int J Surg　10：463-465, 2012

[15] 佐村村誠，佐々木有一，横濱桂介，他．特異な形態を呈した十二指腸 GIST の 1 例．胃と腸　51：125-133, 2016

[16] 吉永繁高，小田一郎，野中哲，他．消化管粘膜下腫瘍の診断治療戦略．医のあゆみ　245：925-931, 2013

[17] 西田俊朗．十二指腸 GIST に対する治療方針とその治療成績．臨外　63：1565-1570, 2008

[18] Guller U, Tarantino I, Cerny T, et al. Revisiting a dogma：similar survival of patients with small bowel and gastric GIST. A population-based propensity score SEER analysis. Gastric Cancer　20：49-60, 2017

[19] Mayo CW, Pagtalunan RJ, Brown DJ. Lipoma of the alimentary tract. Surgery　53：598-603, 1963

[20] 日野春秋，梅村彰尚，佐藤兼俊，他．消化管出血にて発見された十二指腸脂肪腫の 1 例．日臨外会誌　68：2237-2241, 2007

[21] 深見保之，寺崎正起，坂口憲史，他．腹痛を契機に発見された巨大な十二指腸脂肪腫の 1 例．外科治療　94：774-778, 2006

[22] 高橋祥，秋山剛英，女澤慎一，他．出血源と考えられた十二指腸脂肪腫の 1 例．Gastroenterol Endosc　48：191-197, 2006

[23] 織畑道宏，五十嵐直喜，橋本佳和，他．漿膜下脂肪組織より発生し管腔側に発育した巨大な十二指腸脂肪腫の 1 例．日臨外会誌　63：387-391, 2002

[24] 臼井正信，松田信介，鈴木英明．腹腔鏡補助下に切除した十二指腸脂肪腫の 1 例．日内視鏡外会誌　9：81-86, 2004

[25] 塚本好彦，佐溝政広，高橋徹也，他．腹腔鏡補助下胃幽門側切除術にて切除しえた十二指腸巨大脂肪腫の 1 例．日消外会誌　41：510-515, 2008

[26] 日野春秋，梅村彰尚，佐藤兼俊，他．消化管出血にて発見された十二指腸脂肪腫の 1 例．日臨外会誌　68：2237-2241, 2007

[27] Michel LA, Ballet T, Collard JM, et al. Severe bleeding from submucosal lipoma of the duodenum. J Clin Gastroenterol　10：541-545, 1988

[28] 遠城寺宗知，橋本洋．リンパ管腫の腫瘍および腫瘍状病変．石川栄世，遠城寺宗知（編）．外科病理学，3 版．文光堂，pp 1235-1236, 1999

[29] 田中三千雄，岩井久和．隆起性病変表面が十二指腸粘膜に覆われているもの色調変化を伴うものリンパ管腫．消内視鏡　24：1735, 2012

[30] 稲土修嗣，藤浪斗，前田宜延．十二指腸上皮性腫瘍の内視鏡的鑑別診断．胃と腸　51：1543-1553, 2016

[31] 木田光広，宮澤志朗，池田弘子，他．十二指腸疾患の EUS による鑑別診断．消内視鏡　21：1530-1536, 2009

[32] 佐藤公，田中佳祐，岩本史光，他．十二指腸粘膜下腫瘍および類似病変の診断および治療．消内視鏡　28：257-265, 2016

[33] De Castro Barbosa JJ, Dockerty MB, Waugh JM. Pancreatic

heterotopia ; review of the literature and report of 41 authenticated surgical cases, of which 25 were clinically significant. Surg Gynecol Obstet 82：527–542, 1946

[34] 岩崎靖士，佐藤知美，清水壮一，他．十二指腸異所性膵出血の1例．日臨外会誌 69：1951–1954, 2008

[35] Lai EC, Tompkins RK. Heterotopic pancreas. Review of a 26 year experience. Am J Surg 151：697–700, 1986

[36] Wei R, Wang QB, Chen QH, et al. Upper gastrointestinal tract heterotopic pancreas：findings from CT and endoscopic imaging with histopathologic correlation. Clin Imaging 35：353–359, 2011

[37] Watanabe T, Aoyagi K, Tomioka Y, et al. Endoscopic ultrasonography of duodenal aberrant pancreas：comparison with histology after endoscopic resection. J Med Ultrason 42：277–280, 2015

[38] Endo S, Saito R, Ochi D, et al. Effectiveness of an endoscopic biopsy procedure using EUS–FNA and EMR–C for diagnosing adenocarcinoma arising from ectopic pancreas：two case reports and a literature review. Intern Med 53：1055–1062, 2014

[39] 平井太，石井貴，原田貴之，他．内視鏡的に切除した十二指腸 pyogenic granuloma の1例．Pro Dig Endosc 84：120–121, 2014

[40] 辻口比登美，天津孝，正木秀博，他．胃に発生した pyogenic granuloma の1例．Gastroenterol Endosc 35：2916–2921, 1993

[41] Park SY, Park CH, Lee WS, et al. Pyogenic granuloma of the duodenum treated successfully by endoscopic mucosal resection. Gut Liver 3：48–51, 2009

Summary

A Differential Diagnosis of Duodenal Submucosal Tumors

Shigenao Ishikawa[1], Tomoki Inaba, Satoko Nakamura[2]

SMT（submucosal tumors）of the duodenum are relatively rare, and they represent disorders with diverse histological features. These tumors are difficult to qualitatively diagnose using conventional biopsy, endoscopic diagnostic methods, including endoscopic ultrasound, are essential for diagnosis. We report typical cases of duodenal SMT and provide an overview of endoscopic diagnostic features as well as key points in the differential diagnosis of duodenal SMT.

[1]Department of Gastroenterology, Kagawa Prefectural Central Hospital, Takamatsu, Japan
[2]Department of Pathology, Kagawa Prefectural Central Hospital, Takamatsu, Japan

十二指肠非乳头部弥漫性病变

——炎性肠病的十二指肠病变

梁井 俊一 [1]

中村 昌太郎

川崎 启祐

佐藤 邦彦

赤坂 理三郎

鸟谷 洋右

朝仓 谦辅

漆久 保顺

乡内 贵弘

上杉 宪幸 [2]

菅井 有

松本 主之 [1]

摘要●本文回顾性分析了所诊治的行上消化道内镜检查后确诊的克罗恩病、溃疡性结肠炎和肠道白塞病的十二指肠病变。在 62 例克罗恩病中，十二指肠病变的阳性率为 48%，在其中 11 例（18%）中可见切迹状凹陷，21 例（34%）中可见口疮样糜烂，2 例（3%）中可见串珠状黏膜，4 例（6%）中可见明显的溃疡。在对有无治疗干预进行比较时，发现在有治疗干预的病例出现口疮样糜烂的概率显著高于无治疗干预的病例。另一方面，在溃疡性结肠炎和肠道白塞病病例，十二指肠病变的发生率较低，分别为 1.3% 和 13%。基于以上结果，认为炎性肠病的十二指肠病变因疾病不同而发生率和内镜所见不同，对克罗恩病有诊断意义。

关键词　克罗恩病　溃疡性结肠炎　肠道白塞病　十二指肠

[1] 岩手医科大学内科学講座消化器内科消化管分野　〒020-8505 盛冈市内丸 19-1
　　E-mail : syanai@iwate-med.ac.jp
[2] 同　病理診断学講座

前言

在日本，克罗恩病（Crohn's disease，CD）、溃疡性结肠炎（ulcerative colitis，UC）和肠道白塞病（Behcet's disease，BD）是被归类为原因不明性炎性肠病的代表性疾病。CD 是一种从口腔到肛门的整个消化道罹患的疾病，本文就其上消化道病变的发生率和特征收集了一定量的数据 [1-7]，而且根据日本的诊断标准，将胃或十二指肠的病变标注为次要表现（副所见）[8]。另一方面，虽然关于 UC 偶尔也见有难治性十二指肠病变的报告 [9-15]，但很少有关于 BD 的十二指肠病变的记载。因此，我们回顾性分析了所诊治的 CD 病例的十二指肠病变，并就 UC 和 BD 的十二指肠病变进行了文献性分析。

对象和方法

选取 2017 年 1 月至 2018 年 5 月期间在笔者所在科室被确诊为 CD 并进行上消化道内镜检查的病例，对 CD 的临床表现和十二指肠的内镜所见以及十二指肠活检进行回顾性分析。十二指肠的内镜所见大致分为包括鹅卵石样和纵向溃疡的明显的溃疡性病变以及微病变，后者进一步分为切迹样凹陷、口疮样糜烂和串珠状黏膜。将对象病例根据十二指肠病变的有无以及是否有 CD 的治疗各分为两组，比较分析其临床表现和内镜所见。在组间比较中，采用 Mann-Whitney U 检验和 Fisher 确切概率法。所有的统计学检验以 $P < 0.05$ 表现为显著性差异。

对于 UC 和 BD 的十二指肠病变，仅回顾性分析了进行上消化道内镜检查病例的十二指肠病变的发生率和内镜所见。

结果

1. CD 的十二指肠病变

 对 62 例 CD 病例进行了上消化道内镜检查（**表1**），其中男性 44 例，女性 18 例；CD 的发病年龄为 8 ~ 51 岁（平均 26 岁），进行内镜检查时的年龄为 15 ~ 62 岁（平均 34 岁）。CD 的疾病类型为小肠型 19 例，小肠大肠型 37 例，大肠型 6 例。有 16 例是在未经治疗时进行的检查（无治疗干预的病例），另外的 46 例是在治疗开始后的随访中进行的检查（有治疗干预的病例）。在有治疗干预的 46 例中，39 例正在给予 5- 氨基水杨酸（5-aminosalicylic acid，5-ASA），31 例正在给予抗 $TNF\alpha$ 抗体制剂，只有 5 例正在给予类固醇药物。另外，给予抗组胺受体 2（H_2 受体）拮抗剂或质子泵抑制剂的病例有 18 例。而且，还对 62 例病例中的 48 例进行检查以诊断是否有幽门螺杆菌（*Helicobacter pylori*，*H. pylori*）感染，结果 2 例呈阳性。

 在 30 例中可见十二指肠病变。虽然没有发现明显的鹅卵石样病变和纵向溃疡等 CD 诊断标准中的主要所见，但有 4 例（6%）被确认有溃疡（**图1**）。另一方面，在 11 例（18%）中可见切迹样凹陷（**图2**），21 例（34%）中可见口疮样糜烂（**图3**），2 例（3%）中可见串珠状黏膜

表1 CD 病例（62 例）的临床特征	
性别	
男性	44
女性	18
平均年龄（范围）	34（15 ~ 62）岁
疾病类型	
小肠型	19（31%）
小肠大肠型	37（59%）
大肠型	6（10%）
内镜检查时间	
治疗干预前	16（26%）
治疗干预后	46（74%）
内镜所见	
十二指肠病变阳性	30（48%）
口疮样糜烂	21（34%）
切迹样凹陷	11（18%）
串珠状黏膜	2（3%）
溃疡	4（6%）
十二指肠病变阴性	32（52%）

（**图4**）（**表1**）。虽然在十二指肠病变的阴性病例和阳性病例之间，性别、CD 的患病部位和血清 C 反应蛋白水平无显著性差异，但前者年龄较小（31 岁 vs. 37 岁，$P < 0.05$），且无治疗干预的病例较多（77% vs. 34%，$P < 0.05$）。另外，虽然在 50 例中从十二指肠采取了活检组织，但不论

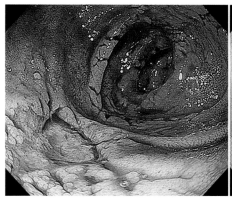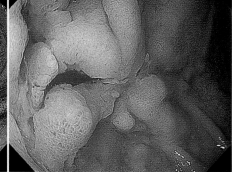

a | b **图1** 克罗恩病的十二指肠病变
色素染色图像（**a**），常规内镜图像（**b**）。在十二指肠球部可见溃疡。

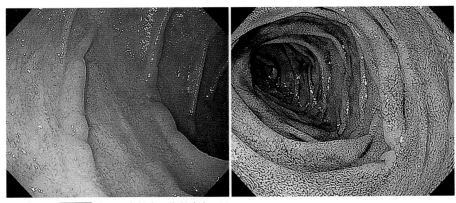

图2 克罗恩病的十二指肠病变
常规内镜图（**a**），色素染色图（**b**）。在十二指肠降部的环状皱襞上可见切迹样凹陷。

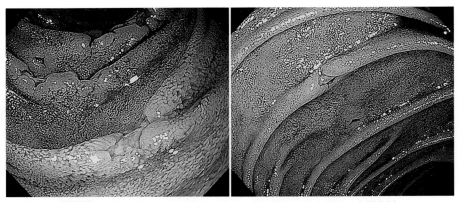

图3 克罗恩病的十二指肠病变，在十二指肠降部可见多发性口疮样糜烂

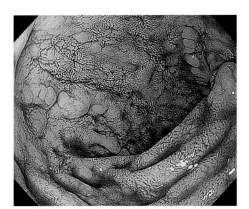

图4 克罗恩病的十二指肠病变，在十二指肠球部可见串珠状黏膜

有无十二指肠病变，均无非干酪性上皮细胞样肉芽肿阳性的病例。另外，从取自胃病变的活检组织中，确认50例中有2例（4%）可见肉芽肿。

比较了无治疗干预组18例与有治疗干预组44例的临床表现和内镜所见（**表2**）。无治疗干预组的平均年龄为24.2岁，有治疗干预组的平均年龄为38.2岁，后者明显年龄更大（$P < 0.0001$）。十二指肠病变在无治疗干预组中有15例（83%），有治疗干预组中有15例（34%），前者明显更多（$P=0.0006$）。从内镜所见来看，在无治疗干预组中有3例（17%）可见明显的溃疡，有治疗干预组中有1例（2%）可见明显的溃疡，前者溃疡发生率有增高的趋势（$P=0.069$）。并且，口疮样糜烂在无治疗干预组中有11例（61%）为阳性，而在有治疗干预组中只

表2 有治疗干预组与无治疗干预组之间的比较

	无治疗干预 (*n* = 18)	有治疗干预 (*n* = 44)	*P* 值
性别			
男性	15	29	0.4
女性	3	15	
平均年龄 （范围）	24.2 ± 8.1	38.2 ± 11.4	< 0.0001
疾病类型			
小肠型	6	13	0.91
小肠大肠型	10	27	
大肠型	2	4	
内镜所见			
十二指肠病变阳性	15（83%）	15（34%）	0.0006
口疮样糜烂	11（61%）	10（23%）	0.0069
切迹样凹陷	4（22%）	7（16%）	0.71
串珠状黏膜	1（6%）	1（2%）	1.0
溃疡	3（17%）	1（2%）	0.069
十二指肠病变阴性	3（17%）	29（66%）	

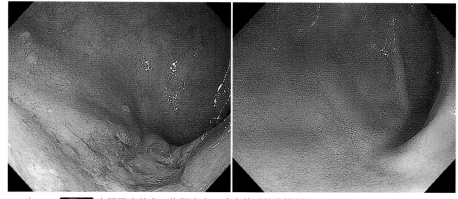

a | b **图5** 克罗恩病的十二指肠病变，治疗前后的内镜所见
a 治疗前。在十二指肠球部可见溃疡。
b 采用抗 TNFα 抗体治疗后溃疡形成瘢痕。

有 10 例（23%）为阳性，其发生率明显不同（*P* =0.0069）。另一方面，切迹样凹陷在无治疗干预组中发现 4 例（22%），在有治疗干预组中发现 7 例（16%），无明显差异。此外，能够评价治疗前后十二指肠病变变化的有 3 例，所有病例可见明显改善（**图5**）。

2.UC 的十二指肠病变的发生率和病例的临床表现

　　进行上消化道内镜检查的 77 例 UC 病例中只有 1 例（1.3%）可见明显的十二指肠病变。

病例介绍如下。

　　【病例 1】39 岁，女性。为 18 岁时发病的全结肠炎型 UC，由于从发病后一直难以治愈，因此在 18 岁时施行了全结肠切除术。从 30 岁开始出现胸口痛症状，经上消化道内镜检查，显示在十二指肠降部有弥漫性炎症（**图6a**）。尽管通过内服 5–ASA 进行了治疗，但在 38 岁时通过内镜检查显示，除了浅层黏膜缺损和颗粒状黏膜外，还伴有管腔变窄（**图6b**）。此时进行活检显示，

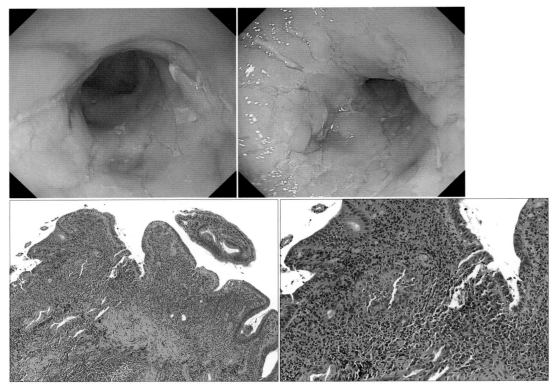

a	b
c	d

图6 [**病例1**] 溃疡性结肠炎的十二指肠病变（病例1，39岁，女性）

a 30岁时的常规内镜图像。在十二指肠降部的绒毛结构消失，可见糜烂，但狭窄程度较轻。
b 8年后的内镜图像。十二指肠降部的绒毛结构消失，伴有糜烂和狭窄。
c 溃疡性结肠炎的十二指肠病理组织学图像（低倍率）。可见明显的炎性细胞浸润、绒毛结构变形以及扁平化。
d 溃疡性结肠炎的十二指肠病理组织学图像（高倍率）。在黏膜固有层可见以淋巴细胞和浆细胞为主的炎症细胞浸润，可见向绒毛上皮内的中性粒细胞浸润。

在黏膜固有层可见以淋巴细胞和浆细胞为主的炎症细胞浸润，在绒毛上皮内可见中性粒细胞浸润（**图6c、d**）。之后，随着十二指肠乳头变大，胰腺炎会反复发作。

3.BD的十二指肠病变的发生率与病例的临床表现

进行上消化道内镜检查的BD病例为22例，其中2例有穿孔性十二指肠溃疡既往病史，处于术后状态。通过内镜检查确诊为十二指肠溃疡的只有1例。基于以上结果，在22例BD病例中有3例（14%）可见十二指肠溃疡。

【病例2】56岁，男性。幽门螺杆菌感染为阴性，未服用过非甾体抗炎药。因主述腹痛而接受诊查，通过下消化道内镜检查在回盲部可见穿透性溃疡（**图7a**）。由于伴有复发性口腔内口疮、结节性红斑和阴部溃疡症状，被诊断为不完全型BD。虽然开始使用阿达木单抗治疗，但在第10天突然出现腹痛，立即进行上消化道内镜检查，发现在十二指肠球部前壁有穿透性溃疡，并伴有穿孔（**图7b**）。施行紧急手术，并进行大网膜填充术。

讨论

CD的十二指肠病变好发于从十二指肠球后部至降部的部位，以皱襞上呈龟裂状或切迹状凹陷、口疮样糜烂和串珠状隆起等细微所见为其特征[1-7]。其发生率在不同报告中有很大差异，赖冈等[1]报告十二指肠病变的阳性率为70%；与之相对，在笔者诊治的病例中，十二指肠病变的

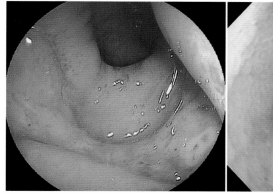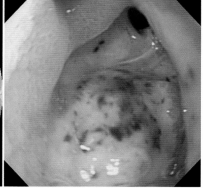

■图7 [**病例2**] 肠道白塞病的十二指肠病变（病例2，56岁，男性）
a 在回盲部发现穿透性溃疡。
b 在十二指肠球部发现穿透性溃疡和穿孔。

阳性率低至48%。其重要原因之一，可能是笔者诊治的病例大多没有采用染色内镜检查。实际上，此次作为串珠状隆起的纵行排列的隆起是只有通过在染色内镜下观察才能发现的病变。也就是说，为了获得作为CD的诊断标准的上消化道的副所见，染色内镜检查是必需的。

以往认为CD的十二指肠病变与治疗无关。但在此次研究治疗干预的有无对十二指肠病变发生率的影响时，发现口疮样糜烂在无治疗干预的病例中为61.23%，而在有治疗干预的病例中只有24%的阳性率，其发生率间有显著性差异。另外，尽管在全部病例中的阳性率均较低，但溃疡的阳性率在无治疗干预的病例中为17%，在有治疗干预的病例中为2%，在前者中见有增高的趋势。当考虑到在有治疗干预病例的七成中使用了抗TNFα抗体制剂时，认为抗TNFα抗体对十二指肠病变有可能有效。与笔者诊治的病例相似，也有报告称，通过抗TNFα抗体治疗，上消化道病变有所改善[6, 7]。据此也可推测，抗TNFα抗体有强大的黏膜修复效果。另一方面，在笔者所诊治的病例中，无论是否进行治疗干预，切迹状凹陷的发生率在组间均无明显差异，提示该所见不仅是瘢痕化的口疮样糜烂，也可能是CD的特异性内镜所见。

在日本的CD诊断标准中，肉芽肿是主要所见之一[8]。但在以前的报告中，十二指肠肉芽肿阳性率很低：在渡二郎等[4]研究的27例中为7.4%，在岩下等研究的261例中仅占9.2%[16]。即使在本研究中，也没有通过十二指肠活检组织发现肉芽肿的病例。但因为在本研究中，未进行包括多个切片的复查和免疫染色等，因此检测灵敏度有可能会降低。无论如何，在临床上评估CD的十二指肠病变时，相较于有无肉芽肿，或许着眼于精细的内镜所见更为重要。

1960年Thompson等[9]在文献中首次报告了UC的十二指肠病变。从那以后，作为UC的十二指肠病变，散见有多发性糜烂、口疮样病变、溃疡和颗粒状变化等类似于UC的结肠病变表现的报告。Hori等[10]以250例UC病例为对象，分析了上消化道病变的发生率和特征。根据其结果，UC的十二指肠病变多为弥漫性或连续性病变，其中可见易出血性黏膜的5例（2%），颗粒状黏膜的3例（1.2%）。另外，久部等[11]报道，对322例UC患者进行了上消化道内镜检查，在15例（4.7%）中观察到十二指肠病变。而且，作为UC的十二指肠病变的病理学所见，可以列举出伴有浆细胞的弥漫性炎性细胞浸润、隐窝脓肿、隐窝炎和黏膜结构破坏等与结肠病变类似的所见[16]。因此，认为将UC的十二指肠病变视为原疾病的副病变似乎是合理的。

因此，虽然一般认为 UC 的十二指肠病变比较少见，但正如我们所诊治的病例，因十二指肠乳头的病变而引起复发性胰腺炎的病例并不少见 [12]。并且，在全结肠切除后被诊断出十二指肠病变的情况较多。事实上，在中原等 [13] 的十二指肠病变合并症病例的综述中，20 例中有 8 例在全结肠切除术后被诊断出十二指肠病变。因此，推测出 UC 的十二指肠病变好发于难治性或严重的结肠病变病例，认为对这些患者有必要进行定期的十二指肠观察。

BD 经常合并食管病变，但很少有关于十二指肠病变的报道。在 Ning-Sheng 等 [17] 的报告中，在 28 例 BD 病例中有 9 例（32%）观察到十二指肠溃疡，但其中有 2 例不能否定与 NSAIDs 的关系。根据高木等 [18] 的报告，在 27 例肠道 BD 以及单纯性溃疡病例中，有 1 例在十二指肠发现了类似于肠典型病变的穿孔样溃疡。 另一方面，大川等 [19] 指出，在 25 例中有 2 例可见十二指肠病变，其中 1 例为口疮样溃疡，另 1 例为穿孔性溃疡。因此认为即使肠道 BD 病例也会发生十二指肠病变，但关于其临床特征和治疗过程尚未进行充分研究。因为像笔者所诊治的病例那样，其至有出现穿孔的可能性，所以事先关注穿孔的存在是很重要的。

结语

笔者介绍了所诊治的 CD、UC 和 BD 的十二指肠病变的实例，并提及了 CD 病例的十二指肠病变的发生率和治疗干预的影响。在 CD 病例中，细微的十二指肠病变可用于其诊断。另一方面，在 UC 和 BD 病例中，有时可见类似于肠道主要病变的十二指肠病变，关于其临床意义可作为今后的课题，有待进一步探讨。

参考文献

[1] 頼岡誠，八尾恒良，櫻井俊弘，他. Crohn 病十二指腸病変の内視鏡所見—頻度と形態学的特徴. 胃と腸 36：1481-1487, 2001

[2] 平田一郎，西川貴士，長坂光夫，他. Crohn 病の上部消化管病変の臨床的検討—経過を含めて. 胃と腸 42：429-440, 2007

[3] 古賀秀樹，松本主之，飯田三雄. 炎症性腸疾患診断における上部消化管病変. 医中誌のあゆみ 229：1171-1174, 2009

[4] 渡二郎，佐藤龍，田邊裕貴，他. Crohn 病の上部消化管病変の臨床と経過—胃・十二指腸病変を中心に. 胃と腸 42：417-428, 2007

[5] Cameron DJ. Upper and lower gastrointestinal endoscopy in children and adolescents with Crohn's disease：a prospective study. J Gastroenterol Hepatol 6：355-358, 1991

[6] 吉田幸成，有村佳昭，國本浩明，他. 初発時に食道を含むすべての上部消化管に粘膜病変を認め，インフリキシマブを含む治療が有効であったクローン病の 1 例. IBD Res 8：305-310, 2014

[7] 河内屋友宏，原順一，平田直人，他. Crohn の十二指腸病変に infliximab が奏効した 3 例. 日消誌 107：1933-1940, 2010

[8] 鈴木康夫，他. クローン病診断基準. 潰瘍性大腸炎・クローン病診断基準・治療指針. 難治性炎症性腸管障害に関する調査研究（鈴木班），平成 28 年度分担研究報告書. 厚生労働科学研究費補助金 難治性疾患等政策研究事業，pp 17-19, 2017

[9] Thompson JW, Bargen JA. Ulcerative duodenitis and chronic ulcerative colitis：report of two cases. Gastroenterology 38：452-455, 1960

[10] Hori K, Ikeuchi H, Nakano H, et al. Gastroduodenitis associated with ulcerative colitis. J Gastroenterol 43：193-201, 2008

[11] 久部高司，松井敏幸，宮岡正喜，他. 潰瘍性大腸炎に関連した胃十二指腸病変の診断と臨床経過：回腸囊炎との関連性. Gastroenterol Endosc 54：2269-2277, 2012

[12] 藤澤律子，松本主之，中村昌太郎，他. 十二指腸病変を合併した潰瘍性大腸炎の 2 例. 胃と腸 42：505-512, 2007

[13] 中原伸，岩切龍一，雨森貞浩，他. 十二指腸病変に白血球除去療法が奏効した潰瘍性大腸炎の 1 例. Gastroenterol Endosc 49：1425-1432, 2007

[14] 中島真如紀，中島久幸，清原薫，他. 大腸全摘術後に広範な十二指腸・小腸病変を認め出血を繰り返した潰瘍性大腸炎の 1 例. 日消誌 105：382-390, 2008

[15] Ikeuchi H, Hori K, Nishigami T, et al. Diffuse gastroduodenitis and pouchitis associated with ulcerative colitis. World J Gastroenterol 12：5913-5915, 2006

[16] 岩下明徳，蒲地紫乃，高木靖寛，他. 十二指腸の非腫瘍性びまん性病変，特に十二指腸炎の病理. 胃と腸 37：762-771, 2002

[17] Ning-Sheng L, Ruay-Sheng L, Kuo-Chih T. High frequency of unusual gastric/duodenal ulcers in patients with Behçet's disease in Taiwan：a possible correlation of MHC molecules with the development of gastric/duodenal ulcers. Clin Rheumatol 24：516-520, 2005

[18] 高木靖寛，古賀章浩，平井郁仁，他. 口腔内アフタの有無別からみた腸管 Behçet 病および単純性潰瘍の病変分布と臨床経過. 胃と腸 46：996-1006, 2011

[19]大川清孝，佐野弘治，末包剛久，他．腸管 Behçet 病・単純性潰瘍と他の炎症性腸疾患との鑑別診断—臨床の立場から．胃と腸 46：1032–1043, 2011

Summary

Duodenal Lesions in Patients with
Inflammatory Bowel Diseases

Shunichi Yanai[1], Shotaro Nakamura,
Keisuke Kawasaki, Kunihiko Sato,
Risaburo Akasaka, Yosuke Toya,
Kensuke Asakura, Jun Urushikubo,
Takahiro Gonai, Noriyuki Uesugi[2],
Tamotsu Sugai, Takayuki Matsumoto[1]

We retrospectively analyzed prevalence and endoscopic features of duodenal lesions patients with in Crohn's disease, ulcerative colitis, and intestinal Behçet's disease. Among 62 patients with Crohn's disease, duodenal lesions were found in patients. Lesions included notch-like depressions, aphthous erosions, and obvious ulcers. Aphthous erosions were found more frequently in untreated patients than in those receiving medication. Diffuse inflammatory lesions were found in 1 of the 77 patients with ulcerative colitis, and discrete duodenal ulcers were found in 1 of the 22 patients with intestinal Behçet's disease.

[1]Division of Gastroenterology, Department of Internal Medicine, Iwate Medical University, Morioka, Japan
[2]Department of Molecular Diagnostic Pathology, Iwate Medical University, Morioka, Japan

主题　希望大家了解的十二指肠病变

十二指肠非乳头部弥漫性病变

——血管炎、胶原病的十二指肠病变

冈本 康治[1]

江崎 干宏[2]

藏原 晃一[3]

大城 由美[4]

川崎 启祐[5]

前畠 裕司[6]

梅野 淳嗣[1]

平野 敦士

冬野 雄太

保利 喜史[7]

藤原 美奈子[8]

森山 智彦[9]

鸟巢 刚弘[1]

摘要● 对在 IgA 血管炎（IgA vasculitis，IgAV）、多血管炎性嗜酸性肉芽肿病、多血管炎性肉芽肿病、显微镜下多血管炎、结节性多动脉炎、系统性红斑狼疮中可观察到的十二指肠病变进行综述。虽然因疾病不同而发生率不同，但在这些疾病中，起因于血管炎的消化道病变，出现在包括十二指肠的小肠部位，呈现水肿、多发性的发红或糜烂，类圆形至地图状溃疡等多种内镜所见。重症病例还有时会出现出血或穿孔等严重合并症而影响预后。通过上消化道内镜检查易于观察到的十二指肠病变在很多情况下可成为诊断契机，了解这些疾患的内镜所见非常重要。但从消化道病变的活检中很少能确定为血管炎，在诊断时有必要结合其他所见进行综合判断。

关键词　血管炎　胶原病　十二指肠病变　缺血性变化
Chapel Hill Consensus Conference 2012

[1] 九州大学大学院医学研究院病態機能内科学　〒812-8582 福岡市東区馬出 3 丁目 1-1
　　E-mail : yokamoto@intmed2.med.kyushu-u.ac.jp
[2] 佐賀大学医学部附属病院光学医療診療部
[3] 松山赤十字病院胃腸センター
[4] 同　病理診断科
[5] 岩手医科大学内科学講座消化器内科消化管分野
[6] 前畠医院
[7] 九州大学大学院医学研究院形態機能病理学
[8] 同　保健学部門・医学部保健学科
[9] 九州大学病院国際医療部

前言

　　血管炎综合征是引起全身各种大小的血管炎症的疾病的总称，大体可分为原疾病为血管炎的原发性血管炎和其他疾病合并血管炎的继发性血管炎。在 2012 年的教堂山共识会议（Chapel Hill Consensus Conference 2012，CHCC 2012）上，修订了如**表1**所示的血管炎综合征的分类[1]，即原发性血管炎根据患病血管的大小进行分类，呈现起因于血管炎的全身症状和局部症状，表现各种各样的病态。另一方面，在继发性血管炎中，包括引起各种大小血管炎的疾病和在单一脏器或全身性疾病中出现血管炎的疾病等，其中也包括白塞病（Behcet's disease，BD）和系统性红斑狼疮等胶原病。

　　在血管炎综合征中，尽管出现率因疾病不同而异，但消化道病变是代表性的内脏器官损伤之一，大多见于包括十二指肠在内的小肠。其中因为十二指肠比较容易通过上消化道内镜检查（esophagogastroduodenoscopy，EGD）进行评估，也有不少诊断契机，所以认识十二指肠病变的特征是很重要的。

表1 关于 CHCC 2012 新的血管炎的分类和名称

大血管炎（large vessel vasculitis, LVV）

　　多发性动脉炎（Takayasu arteritis, TAK）

　　巨细胞性动脉炎（giant cell arteritis, GCA）

中血管炎（medium vessel vasculitis, MVV）

　　结节性多动脉炎（polyarteritis nodosa, PAN）

　　川崎病（Kawasaki disease, KD）

小血管炎（small vessel vasculitis, SVV）

　　抗中性粒细胞质抗体（ANCA）相关性血管炎（ANCA-associated vasculitis, AAV）

　　　　显微镜下多血管炎（microscopic polyangiitis, MPA）

　　　　多血管炎性肉芽肿病（granulomatosis with polyangiitis, GPA）

　　　　多血管炎性嗜酸性肉芽肿病（eosinophilic granulomatosis with polyangiitis, EGPA）

　　免疫复合物小血管炎（immune complex SVV）

　　　　抗肾小球基膜（GBM）病（anti-glomerular basement membrane disease, anti-GBM disease）

　　　　冷球蛋白血症血管炎（cryoglobulinemic vasculitis, CV）

　　　　IgA 血管炎（IgA vasculitis, IgAV）

　　　　低补体血性荨麻疹性血管炎（hypocomplementemic urticarial vasculitis, HUV）

变异性血管炎（variable vessel vasculitis, VVV）

　　白塞病（Behcet's disease, BD）

　　Cogan 综合征（Cogan's syndrome, CS）

单器官血管炎（single-organ vasculitis, SOV）

　　皮肤白细胞破碎性血管炎（cutaneous leukocytoclastic angiitis）

　　皮肤动脉炎（cutaneous arteritis）

　　原发性中枢神经系统血管炎（primary CNS vasculitis）

　　孤立性主动脉炎（isolated aortitis）

　　其他（others）

与全身性疾病相关的血管炎（vasculitis associated with systemic disease）

　　狼疮性血管炎（lupus vasculitis）

　　类风湿性血管炎（rheumatoid vasculitis）

　　结节病性血管炎（sarcoid vasculitis）

　　其他（others）

与可能的病因学相关的血管炎（vasculitis associated with probable etiology）

　　丙型肝炎病毒相关性冷球蛋白血症血管炎（hepatitis C virus-associated cryoglobulinemic vasculitis）

　　乙型肝炎病毒相关性血管炎（hepatitis B virus-associated vasculitis）

　　梅毒相关性主动脉炎（syphilis-associated aortitis）

　　药物相关性免疫复合物血管炎（drug-associated immune complex vasculitis）

　　药物相关的 ANCA 相关性血管炎（drug-associated ANCA-associated vasculitis）

　　癌症相关性血管炎（cancer-associated vasculitis）

　　其他（others）

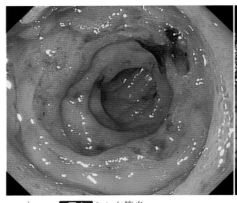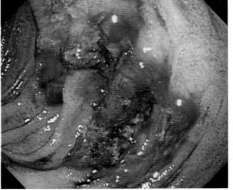

a | b

图1 IgA 血管炎

a 常规内镜图像。在十二指肠降部见有横向趋势的糜烂、溃疡。周围黏膜有明显的发红、水肿。

b 色素染色图像。在十二指肠降部，溃疡深部呈暗红色，见有黏膜下血肿隆起的溃疡。

本文从高概率合并有十二指肠病变的 IgA 血管炎开始，并就散见有十二指肠病变报告病例的多血管炎性嗜酸性肉芽肿病（eosinophilic granulomatosis with polyangiitis，EGPA）、多血管炎性肉芽肿病（granulomatosis with polyangiitis，GPA）、显微镜下多血管炎（microscopic polyangiitis，MPA）、结节性多动脉炎（polyarteritis nodosa，PAN）以及系统性红斑狼疮（systemic lupuserythematosus，SLE）进行综述。

IgA 血管炎（IgAV）

IgAV 是由于过敏机制所引起的、因 IgA 免疫复合物沉积而导致全身性小血管炎的疾病。以小腿为中心的紫癜和关节症状、腹部症状作为 3 种主要症状，但约半数合并肾损伤，大多成为影响预后的决定因素。在 70%～80% 病例中见有腹部症状，在 10%～20% 的病例中腹部症状先于皮肤症状出现。在有消化道病变的 IgAV 的病例报告的统计中，包括十二指肠在内的小肠的患病率是 100%，提示在本病伴有腹部症状的情况下，包括十二指肠在内的小肠的检查极为重要 [2]。

内镜所见为发红、糜烂、黏膜水肿、溃疡、紫癜样病变等多种表现。其中关于溃疡性病变，横向性溃疡 [3]（**图 1a**）和溃疡深部暗红色、黏膜下血肿样隆起的溃疡 [4]（**图 1b**）是本病的特征。病理组织学方面，在消化道也与皮肤同样，以伴有 IgA 沉积的白细胞破碎性血管炎（leukocytoclastic vasculitis，LCV）为特征，但在活检组织中确认血管炎的概率并不高。实际上，在笔者所诊治的病例中，通过十二指肠活检确认 LCV 的病例（**图 2**）在 30 例中仅有 5 例（17%）（**表 2**）。

多血管炎性嗜酸性肉芽肿病（EGPA）

EGPA 作为先行症状可见于支气管哮喘等过敏性疾病，是一种伴有嗜酸性粒细胞增多产生血管炎，呈现多发性单神经炎、紫癜、心肌梗死或心外膜炎、脑梗死或脑出血等内脏器官损伤的疾病。在 10%～60% 患者中可见消化道病变 [5]，在从胃、十二指肠、小肠到大肠的各部位中均可形成病变，但在笔者所诊治的 10 例中，大肠的患病率很高，而十二指肠仅有 2 例 [6]。

本病的内镜所见中，可观察到多发性的口疮样溃疡、糜烂、类圆形至不规则形溃疡等（**图 3**），笔者认为，在溃疡周围黏膜可见明显的发红是本病的特征之一 [6]。

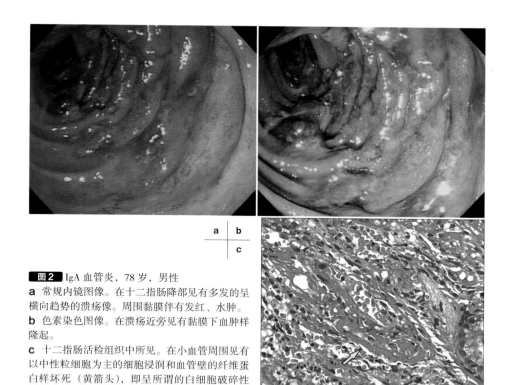

	a	b
		c

图2 IgA 血管炎，78 岁，男性
a 常规内镜图像。在十二指肠降部见有多发的呈横向趋势的溃疡像。周围黏膜伴有发红、水肿。
b 色素染色图像。在溃疡近旁见有黏膜下血肿样隆起。
c 十二指肠活检组织中所见。在小血管周围见有以中性粒细胞为主的细胞浸润和血管壁的纤维蛋白样坏死（黄箭头），即呈所谓的白细胞破碎性血管炎（LCV）表现。

在 EGPA 患者中，消化道穿孔病例的死亡率高达 40% ~ 50%[7,8]。重度的消化道损伤与肾损伤、心损伤及中枢神经损伤均被认为是预后不良因素[9]。

病理组织学方面，在周围组织可见伴随明显嗜酸性粒细胞浸润的微血管肉芽肿性或纤维蛋白样坏死性血管炎和血管外肉芽肿。但在本病活检组织中确定为典型的血管炎和肉芽肿的概率并不高，在小泉[10]的研究中，得出 27% 的低概率。

多血管炎性肉芽肿病（GPA）

GPA 是引起全身性中、小血管的坏死性肉芽肿性血管炎的疾病。以眼窝、副鼻腔、中耳等上呼吸道为中心的细菌感染为诱因而发病，在典型病例中，继上呼吸道病变之后，可出现下呼吸道（支气管、肺）病变、肾病变。

虽然在 GPA 病例中伴有腹部症状的概率低至 5% ~ 11%[11]，但也有报告称，在剖检病例的

表2 IgA 血管炎的活检部位的 LCV 检出率

活检部位	LCV 检出率（LCV 检出病例数 / 活检病例数）
皮肤	81%（22/27）
消化道	22%（7/32）
十二指肠	17%（5/30）
回肠末端	17%（3/18）
乙状结肠	9%（1/11）
直肠	8%（1/12）

LCV：leukocytoclastic vasculitis，白细胞破碎性血管炎

研究中，在 24% 的病例消化道中可见血管炎[12]。本病可在食管至大肠的整个消化道形成病变，但好发部位为小肠[13]。虽然报告的病例少，没有关于内镜所见的详细研究，但有呈现糜烂和各种形状的溃疡的相关报告[14]（**图4**）。而且，重症病例有时会出现消化道穿孔，发生在回肠的较多[15]。

在病理组织学上，虽然以纤维蛋白样坏死性血管炎和伴有巨细胞浸润的肉芽肿形成为特

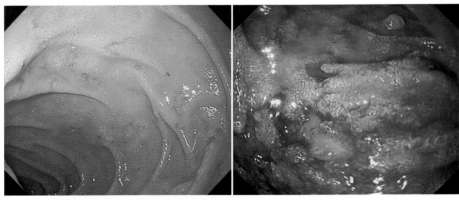

a | b

图3 多血管炎性嗜酸性肉芽肿病（EGPA）
a 在十二指肠降部可见散在的发红以及糜烂。
b 在十二指肠降部可见不规则形溃疡。

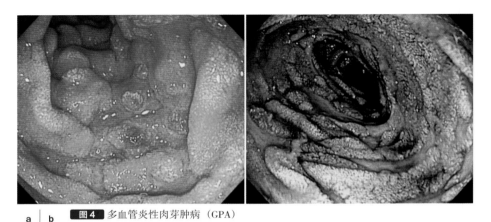

a | b

图4 多血管炎性肉芽肿病（GPA）
a 常规内镜图像。在十二指肠降部可见地图状溃疡。
b 色素染色图像。在十二指肠降部多发一部分呈环状趋势的不规则形至地图状溃疡。

征，但有报告称，在切除肠管中证明血管炎的在
20 例中可能有 11 例[16]。

显微镜下多血管炎（MPA）

　　MPA 是一种引起以毛细血管和小动静脉为
主的坏死性血管炎的疾病，但与同样被分类为抗
中性粒细胞胞质抗体（anti-neutrophil cytoplasmic
antibody，ANCA）相关性血管炎的 GPA 和
EGPA 等不同，在病理组织学上未见肉芽肿性炎
症（图5）。表现为多种脏器损伤，尤以肾损伤
和肺损伤（肺泡出血、间质性肺炎）最为显著。
坏死性肾小球肾炎多在数周至数个月内快速发展

到肾功能衰竭，早期诊断极为重要。

　　MPA 与 ANCA 相关性血管炎相比，消化道
病变的出现率较低，在日本 697 例的分析中，报
告合并腹部症状的为 10.2%[17]。松本等[18]分析
了日本报告的 21 例 MPA 的消化道病变的特征。
结果显示：病变出现部位为小肠的比例为 42.9%，
大肠的比例为 28.6%，胃的比例为 23.8%，十二
指肠的比例为 19.0%；黏膜病变形态为溃疡的比
例为 33.3%，糜烂、水肿、发红的比例为 9.5%，
Dieulafoy 溃疡的比例为 9.5%，黏膜下肿瘤
（submucosal tumor，SMT）样隆起的比例为 4.8%。
此外，村野[19] 等在内镜下观察到从十二指肠降

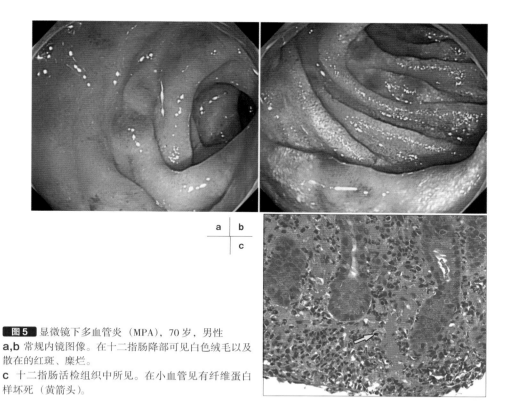

图5 显微镜下多血管炎（MPA），70 岁，男性
a,b 常规内镜图像。在十二指肠降部可见白色绒毛以及散在的红斑、糜烂。
c 十二指肠活检组织中所见。在小血管见有纤维蛋白样坏死（黄箭头）。

部到水平部有广泛的带状溃疡。

结节性多动脉炎（PAN）

PAN 是一种以小、中型的肌性动脉为主的全身性坏死性血管炎。在 CHCC 2012 中，作为与以前被视为一种疾病概念的 MPA 不同的疾病概念，被分类为中血管炎。本病中甚至没有检测出 ANCA，现在也不存在对于本病特异性高的诊断标志物。虽然在本病中高概率可观察到肾脏、神经系统损伤，但也有约 40% 的病例出现消化系统症状[20]。

松本等[21]对 2004—2014 年在日本报告的 32 例 PAN 的临床病理学的特征进行统计的结果显示，消化道病变的部位发生率分别为食道 3%，胃 16%，十二指肠 16%，小肠 63%，大肠 38%，以小肠最多。而且，黑岩等[22]指出，作为小肠病变多形成溃疡，好发于肠系膜附着对侧的 UI–Ⅰ 或 UI–Ⅱ 的浅表不规则形溃疡；周围黏膜多为正常或仅出现轻度的水肿性变化。

作为十二指肠的溃疡性病变，有报告称，有球部较大的类圆形溃疡[23]和降部以下的全周性溃疡[21]，但与通常的消化性溃疡不同，对抗溃疡药具有耐药性。

在病理组织学上，可见中、小动脉的纤维蛋白样坏死性血管炎。本病的组织学所见被分为 4 期，分别是：Ⅰ 期（变性期），Ⅱ 期（急性炎症期），Ⅲ 期（肉芽期），Ⅳ 期（瘢痕期）[24]。认为其中 Ⅰ、Ⅱ 期是临床上反映重度血管炎的症候，Ⅲ、Ⅳ 期是反映脏器缺血的症候。而且，以中血管炎为主的本病，通过内镜下活检难以检出血管炎。

系统性红斑狼疮（SLE）

SLE 是一种因免疫复合物的组织沉积而发生的以全身性炎症性病变为特征的自身免疫性疾病。本病呈现皮肤症状（蝴蝶形红斑、圆盘状红斑、光过敏症）、口腔溃疡、关节炎、浆膜炎、肾损伤及神经损伤等多种临床症状。虽然在约半

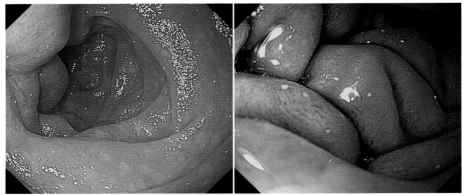

图6 系统性红斑狼疮（SLE），46岁，女性
a 常规内镜图像。
b 色素染色图像。在十二指肠降部见有重度水肿状黏膜，但在黏膜面未见有糜烂和溃疡等变化。

数病例中可见消化系统症状，但观察到消化道病变的为8%～27%[25]。本病的消化道病变大致被分为狼疮性肠炎和蛋白漏出性胃肠病，前者又进一步被分为缺血性肠炎型和多发溃疡型。据报告称，狼疮性肠炎的发生率为3%～10%，其中大部分为以小肠为主的缺血性肠炎型，可见于大肠的多发溃疡型的发生率为0.4%或更低[26]。缺血性肠炎型以包括十二指肠在内的小肠广泛水肿为特征，内镜下可观察到伴有伸展不良的水肿状黏膜，未见有糜烂和溃疡等黏膜面的损伤（**图6**）。

通过内镜下活检，虽然有时可见有小血管肥厚和黏膜下水肿，但难以证明是血管炎。

结语

总结血管炎综合征所观察到的十二指肠病变。血管炎综合征的消化道病变是非特异性的，并呈现多种多样的表现，加之通过活检很少能确定为血管炎，所以在很多情况下仅据十二指肠病变难以进行确诊。但是，由于消化道病变也有可能成为预后的决定因素，所以作为十二指肠病变的鉴别疾病之一，事先关注血管炎综合征是非常重要的。

参考文献

[1] Jennette JC, Falk RJ, Bacon PA, et al. 2012 revised International Chapel Hill Consensus Conference Nomenclature of Vasculitides. Arthritis Rheum 65：1-11, 2013

[2] 江﨑幹宏，梅野淳嗣，前畠裕司，他. 血管炎による消化管病変の臨床診断—IgA血管炎（Henoch-Schönlein紫斑病）. 胃と腸 50：1363-1371, 2015

[3] 大川清孝，青松和揆，大平美月，他. Schönlein-Henoch紫斑病. 胃と腸 38：559-565, 2003

[4] 江﨑幹宏，松本主之，中村昌太郎，他. Schönlein-Henoch紫斑病における十二指腸病変の特徴. 胃と腸 37：791-800, 2002

[5] Mouthon L, Dunogue B, Guillevin L. Diagnosis and classification of eosinophilic granulomatosis with polyangiitis（formerly named Churg-Strauss syndrome）. J Autoimmun 48-49：99-103, 2014

[6] 岡本康治，蔵原晃一，江﨑幹宏，他. 血管炎による消化管病変の臨床診断—好酸球性多発血管炎性肉芽腫症（Churg-Strauss症候群）. 胃と腸 50：1372-1380, 2015

[7] 近藤英樹，青柳邦彦，矢田親一朗，他. 消化管穿孔を来した Churg-Strauss症候群（アレルギー性肉芽腫性血管炎）の1例. 胃と腸 32：1257-1264, 1997

[8] 山田大作，富永春海，小関萬里. アレルギー性肉芽腫性血管炎による小腸穿孔の1例. 日臨外会誌 72：2035-2041, 2011

[9] Guillevin L, Cohen P, Gayraud M, et al. Churg-Strauss syndrome. Clinical study and long-term follow-up of 96 patients. Medicine（Baltimore） 78：26-37, 1999

[10] 小泉富美朝. アレルギー性肉芽腫性血管炎の診断の手引き. 病理と臨床 8：1357-1364, 1990

[11] Pagnoux C, Mahr A, Cohen P, et al. Presentation and outcome of gastrointestinal involvement in systemic necrotizing

vasculitides: analysis of 62 patients with polyarteritis nodosa, microscopic polyangiitis, Wegener granulomatosis, Churg-Strauss syndrome, or rheumatoid arthritis-associated vasculitis. Medicine 84: 115-128, 2005

[12] Wolton EW. Giant cell granuloma of the respiratory tract (Wegener's granulomatosis). Br Med J 2: 265-270, 1958

[13] 柿本一城, 村野実之, 井上拓也, 他. 血管炎による消化管病変の臨床診断—顕微鏡的多発血管炎と多発血管炎性肉芽腫症(Wegener 肉芽腫症). 胃と腸 50: 1381-1387, 2015

[14] 平田一郎. ANCA 関連血管炎(多発血管炎性肉芽腫症；Wegener 肉芽腫症, 好酸球性多発血管炎性肉芽腫症；Churg-Strauss 症候群)を疑う消化管病変. 消内視鏡 29: 747-752, 2017

[15] 木坊子貴生, 磯田健太郎, 古川皓一, 他. 血漿交換療法を用いて治療した消化管穿孔合併の多発血管炎性肉芽腫症の一例. 日臨免疫会誌 40: 382-386, 2017

[16] 北健吾, 小原啓, 長谷川公治, 他. 再燃治療中に2度の結腸穿孔を発症した Wegener 肉芽腫症の1例. 日臨外会誌 74: 3410-3415, 2013

[17] Sugiyama K, Sada KE, Kurosawa M, et al. Current status of the treatment of microscopic polyangiitis and granulomatosis with polyangiitis in Japan. Clin Exp Nephrol 17: 51-58, 2013

[18] 松本啓志, 古賀秀樹, 飯田三雄, 他. 結節性多発動脈炎. 胃と腸 38: 529-534, 2003

[19] 村野実之, 村野直子, 井上拓也, 他. 顕微鏡的多発血管炎・Wegener 肉芽腫症. Intestine 16: 421-427, 2012

[20] Pagnoux C, Seror R, Henegar C, et al. Clinical features and outcomes in 348 patients with polyarteritis nodosa: a systematic retrospective study of patients diagnosed between 1963 and 2005 and entered into the French Vasculitis Study Group Database. Arthritis Rheum 62: 616-626, 2010

[21] 松本啓志, 村尾高久, 葉祥元, 他. 血管炎による消化管病変の臨床診断—結節性多発動脈炎. 胃と腸 50: 1389-1396, 2015

[22] 黒岩重和, 八尾隆史, 岩下明徳. 結節性動脈周囲炎における腸潰瘍の病理学的特徴. 胃と腸 26: 1257-1265, 1991

[23] 松本啓志, 飯田三雄, 古賀秀樹, 他. 十二指腸球後部潰瘍で発見された結節性多発動脈炎の1剖検例. Gastroenterol Endosc 43: 1054-1059, 2001

[24] Arkin A. A clinical and pathological study of periarteritis nodosa: A report of five cases, one histologically healed. Am J Pathol 6: 401-426, 1930

[25] Sultan SM, Ioannou Y, Isenberg DA. A review of gastrointestinal manifestations of systemic lupus erythematosus. Rheumatology 38: 917-932, 1999

[26] 前畠裕司, 江﨑幹宏, 浅野光一, 他. 血管炎による消化管病変の臨床診断—全身性エリテマトーデス. 胃と腸 50: 1397-1405, 2015

Summary

Duodenal Mucosal Lesions in Vasculitis Syndrome

Yasuharu Okamoto[1], Motohiro Esaki[2],
Koichi Kurahara[3], Yumi Oshiro[4],
Keisuke Kawasaki[5], Yuji Maehata[6],
Junji Umeno[1], Atsushi Hirano,
Yuta Fuyuno, Yoshifumi Hori[7],
Minako Fujiwara[8], Tomohiko Moriyama[9],
Takehiro Torisu[1]

In the present study, we reviewed duodenal mucosal lesions in vasculitis syndrome patients having the following symptoms: immunoglobulin A (IgA) vasculitis, eosinophilic granulomatosis with polyangiitis, granulomatosis with polyangiitis, microscopic polyangiitis, polyarteritis nodosa, and systemic lupus erythematosus. Patients with vasculitis syndrome sometimes manifest duodenal mucosal lesions, along with edema, redness, erosions, and circular or geographic ulcers, visible through esophagogastroduodenoscopy (EGD). Gastrointestinal (GI) involvement is considered a poor prognostic factor for some diseases; therefore, in the case of duodenal involvement, it is crucial to consider vasculitis syndrome as a differential diagnosis. However, EGD findings vary, and the detection rate of vasculitis syndrome with bioptic examination under EGD is low. Therefore, to confirm the diagnosis of vasculitis syndrome, it is necessary to also consider other clinical manifestations.

[1] Department of Medicine and Clinical Science, Graduate School of Medical Sciences, Kyushu University, Fukuoka, Japan
[2] Department of Internal Medicine and Gastrointestinal Endoscopy, Faculty of Medicine, Saga University, Saga, Japan
[3] Division of Gastroenterology, Matsuyama Red Cross Hospital, Matsuyama, Japan
[4] Division of Pathology, Matsuyama Red Cross Hospital, Matsuyama, Japan
[5] Division of Gastroenterology, Department of Internal Medicine, Iwate Medical University, Morioka, Japan
[6] Maehata Clinic, Kagoshima, Japan
[7] Department of Anatomic Pathology, Graduate School of Medical Sciences, Kyushu University, Fukuoka, Japan
[8] Department of Health Science, Faculty of Medical Sciences, Kyushu University, Fukuoka, Japan
[9] International Medical Department, Kyushu University Hospital, Fukuoka, Japan

十二指肠非乳头部弥漫性病变

——消化道感染之十二指肠病变

岸　昌广[1]

平井　郁仁[2]

久部　高司[1]

高津　典孝[2]

别府　刚志

武田　辉之

平野　昭和[1]

原冈　诚司[3]

岩下　明德

八尾　建史[4]

植木　敏晴[1]

摘要●消化道感染所致病变的主要部位多见于小肠或大肠，但对整个小肠的形态学评价绝非易事。十二指肠呈现出与小肠相类似病变的情况并不少见，即使消化道感染，通过上消化道内镜检查来观察十二指肠病变对于疾病的鉴别有时也很有必要。也就是说，作为病态的十二指肠炎虽然不是特异性病变，但在消化道感染中，也有其特异性炎症性变化表现于十二指肠的疾病中，所以对十二指肠的评价是必要的。本文就消化道感染的十二指肠病变，针对胃、十二指肠病变的评价对鉴别起作用的疾病加以综述。

关键词　十二指肠　消化道感染　惠普尔病　粪类圆线虫病　结核

[1] 福冈大学筑紫病院消化器内科　〒818-8502 筑紫野市俗明院 1 丁目 1-1
　　E-mail：masahiro.kishi990066@gmail.com
[2] 同　炎症性肠疾患センター
[3] 同　病理部
[4] 同　内视镜部

前言

为诊断消化道感染，问诊、诊察所见、各种培养检查和血清抗体效价等指标十分重要，而在很多情况下通过形态学影像所见可能更容易诊断。病变大多广泛分布于消化道，影像检查的对象涉及整个消化道。然而，实际上大多以下消化道内镜检查为主，仅限于全大肠内镜检查和可观察到的回肠末端的所见情况较多。关于小肠，常采用 CT、MRI 和小肠 X 线造影检查等，而近几年来采用气囊辅助内镜（balloon assisted endoscopy，BAE）和胶囊内镜（capsule endoscopy，CE）进行内镜观察也得以实现。但通常对于作为急性疾病的感染性疾病，进行伴有一定程度侵袭性的 BAE 检查，以及采用基本上用于慢性疾病的诊断和原因不明的消化道出血的 CE 检查，患者一般不容易接受。另一方面，上消化道内镜检查（esophagogastroduodenoscopy，EGD）是不需要预处理的日常进行的影像学检查，比较容易纳入消化道感染和炎性肠病的诊断体系。众所周知在若干种消化道感染中，在包括十二指肠在内的上消化道中呈特征性的 X 线造影所见和内镜表现，本文将就这些十二指肠非乳头部弥漫性病变举出相关病例进行说明。

惠普尔病（Whipple's disease）

惠普尔病以腹泻、体重减轻、腹痛、关节痛等为主要症状，由革兰阴性杆菌惠普尔杆菌感染[1]所致。高加索人男性的病例报告很多，在日本的病例报告极少[2]。推测本病是在免疫功能低下状态下发生的机会感染性疾病，人 T 细胞白血病 1 型病毒（human T-cell leukemia virus Type 1，HTLV-1）携带者和人白细胞抗原 B27（human leukocyte antigen B27，HLA-B27）

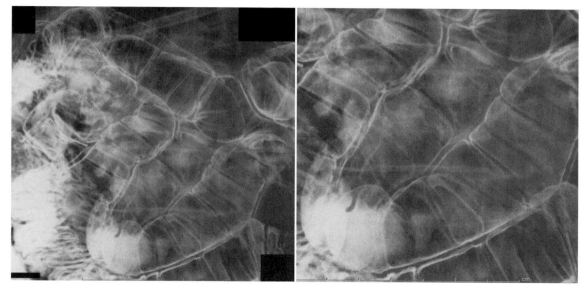

图1 惠普尔病的小肠 X 线造影图像（双重造影图像）

a 从十二指肠开始可见病理表现。大致涉及整个小肠范围，可见弥漫性的粗糙黏膜、颗粒状隆起、水肿。

b 小肠中部的放大图像。

a	b

阳性者为高危者[1, 2]。

该病在消化道的好发部位是从十二指肠至小肠。在小肠 X 线造影图像中，可见弥漫性粗糙黏膜和 Kerckring 皱襞肿大（**图1**）。在 EGD 图像中，可见粗糙黏膜，还有特征性的白色绒毛（**图2**，**图3**）[3]。在病理组织学图中，可见具有小颗粒状灰白色细胞质的大型泡沫状巨噬细胞主要聚集在黏膜固有层和淋巴结中，其间散见脂滴。该所见在非结核性分枝杆菌病中也能看到，而 Ziehl-Neelsen 分枝杆菌染色法对于鉴别是有作用的（**图4**）[3, 4]。

该病在日本是罕见疾病，虽然没有确定的治疗方法，作为基于经验的治疗方法，推荐给予头孢曲松 2 周后，长期给予磺胺 – 甲氧苄啶（sulfa–trimethoprim，ST）合剂以预防复发[1]。并且，因为也存在惠普尔杆菌对 ST 合剂产生耐药性的问题，有报告推荐多西环素和羟氯喹给药 12 个月后继续给予多西环素的治疗方案[5]。

粪类圆线虫病（Strongyloidiasis）

粪类圆线虫病以腹痛、腹部胀满感、腹泻、吸收不良等为主要症状，起因于粪类圆线虫（Strongyloides stercoralis）感染。在仅有少数粪类圆线虫寄生的病例中，也有无症状的情况。有时由于肠内细菌和虫体一起移行到血液中，出现败血症、脑脊髓膜炎、肺炎等全身性感染的病态，称为粪类圆线虫高度感染综合征。其在热带、亚热带广泛分布，在日本是多见于冲绳以及鹿儿岛奄美地区的机会性感染疾病，特别是需要注意 HTLV-1 携带者[6, 7]。

在小肠 X 线造影图像中，可见有十二指肠至空肠上部的 Kerckring 皱襞肥厚、管腔扩张。在重症病例中也有呈现 Kerckring 皱襞消失、铅管状变化、狭窄的情况（**图5**，**图6**）。在 EDG 图像中，可见有白色绒毛和水肿、发红、糜烂、溃疡、Kerckring 皱襞肿大或消失，也有时伴有炎症性息肉、管腔的扩张或狭窄、狭小化

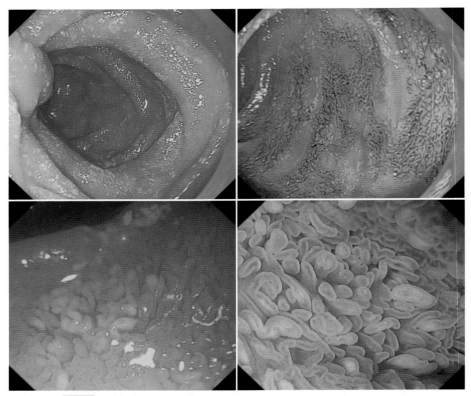

a	b
c	d

图2 惠普尔病的 EGD 图像

a 白光内镜图像。可见轻度发红、水肿和弥漫性白色绒毛。

b 靛胭脂染色图像。

c 近距摄影图像。

d 窄带成像（narrow band imaging, NBI）放大图像。绒毛结构保持较好，可见一部分呈棍棒状肿大，大小不同。在绒毛内有白色物质，可见血管通透性降低。

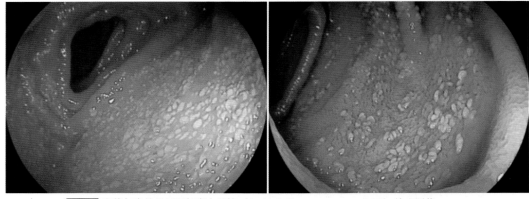

a	b

图3 惠普尔病的经口双气囊小肠镜（double balloon enteroscopy, DBE）检查图像

a 空肠下部的常规观察图像。可观察到从微颗粒状到小颗粒状的弥漫性白色绒毛。

b 靛胭脂染色图像。

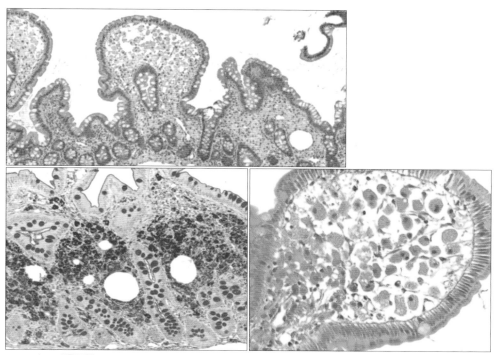

a	
b	c

图4 惠普尔病的病理组织学图像（空肠下部）

a HE 染色图像。在肿大的白色颗粒状隆起部组织图像中，见有绒毛肿大以及以绒毛顶端的黏膜固有层为中心的泡沫状巨噬细胞聚集和脂滴。

b PAS（periodic acid–Schiff）染色图像。泡沫状巨噬细胞呈 PAS 染色阳性。

c Ziehl–Neelsen 分枝杆菌染色图像。泡沫状巨噬细胞呈 Ziehl–Neelsen 分枝杆菌染色阴性。

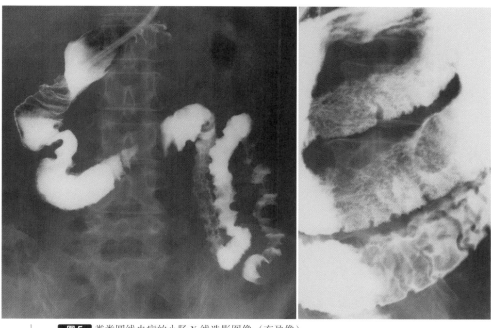

a	b

图5 粪类圆线虫病的小肠 X 线造影图像（充盈像）

a 从十二指肠可见的病理表现。空肠呈水肿性变化。

b 充盈压迫图像。呈微小颗粒状的黏膜。

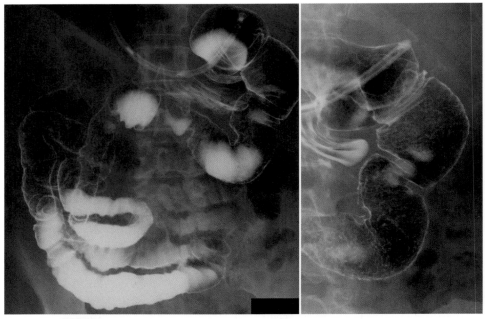

图6 粪类圆线虫病的小肠 X 线造影图像（双重造影图像）
a | b
a Kerckring 皱襞消失，可观察到部分铅管状。
b 在十二指肠可见明显微小颗粒状，微小的钡斑。

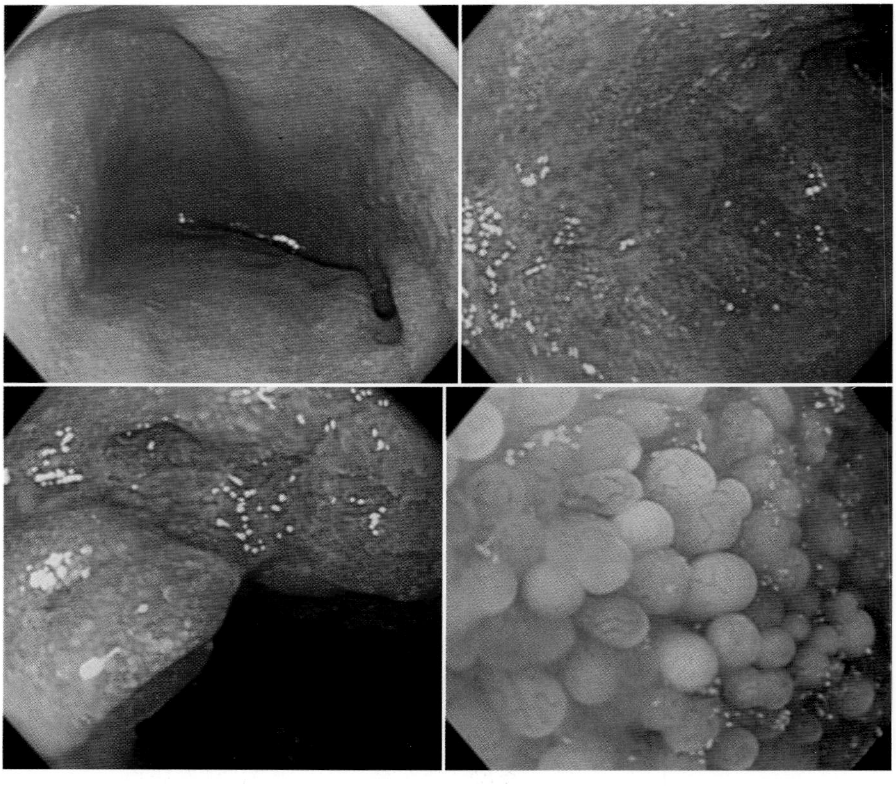

a | b
c | d

图7 粪类圆线虫病的 EGD 图像

a 十二指肠球部，白光内镜图像。黏膜显得粗糙，可见轻度糜烂。

b 十二指肠球部，白光内镜图像。详细观察时可见多发性糜烂、发红、绒毛形态不清晰。

c 十二指肠降部，白光内镜图像。降部的 Kerckring 皱襞为水肿状，显肿大。

d 十二指肠降部，色素染色图像。详细观察水肿状黏膜时，可见有白色肿大的绒毛。

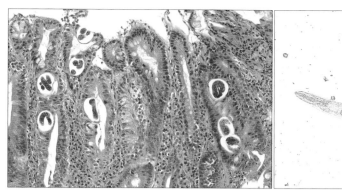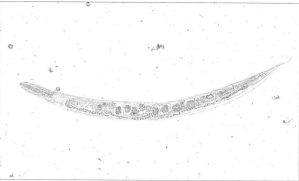

a | b **图8** 粪类圆线虫病的活检标本（从十二指肠降部活检）
　a 在黏膜内可见虫体。
　b 粪类圆线虫的虫体。

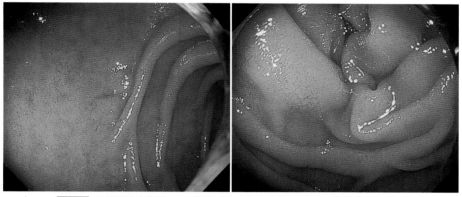

a | b **图9** 兰伯鞭毛虫病的 EGD 图像（十二指肠降部）。在十二指肠中未见特异性表现，可认为基本正常

（**图7**）。无症状病例，可见正常或仅限于皱襞肿大程度轻微变化的情况[8]。深部大肠黏膜的黄白色小隆起对疾病的早期诊断起作用[9, 10]。重症病例中能够据活检组织证实虫体或虫卵，但无症状病例和轻症状病例，活检组织中虫体或虫卵较少，有时难以确定。在进行粪便培养时，一般情况下采用琼脂平板培养法，有利于虫体或虫卵的检出[9, 11]。病理组织学方面，在黏膜的腺管和间质内可见有幼虫，有时在黏膜下层和更深部可见有幼虫。有时也可见有以侵入壁内的幼虫为中心的小脓肿和非干酪性结核样小结节（**图8**）。在 100% 的有症状病例和 5% 的无症状病例中可证实有幼虫[4, 12]。

推荐的治疗方案：每间隔 2 周在早餐前给予伊维菌素 $100 \sim 200 \mu g/kg$ 2 次[9]。

兰伯鞭毛虫病（贾第虫病）

该病可分为主诉以腹泻、腹痛为主要症状的胃肠炎型和伴有发热、黄疸、右季肋部痛等症状的胆道型，起因于兰伯鞭毛虫（*Giardia lamblia*）感染。该病为一种免疫功能低下的疾病，多在免疫功能低下状态下感染发病。因此，如痢疾阿米巴和结核等混合感染的病例也不少见[13]。经口摄取的兰伯鞭毛虫卵囊，在十二指肠至小肠上部、胆道系统中变为营养体，吸附于黏膜上增殖。通过被卵囊污染的生水和食品经口摄取，经粪口途径而感染该病，多发于上、下水道的卫生不完善的地区，是旅行者腹泻的

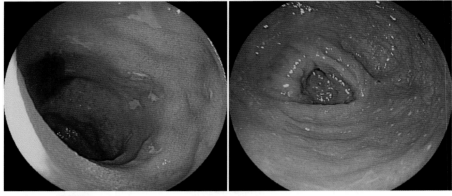

a	b

图10 兰伯鞭毛虫病的下消化道内镜图像
a 回肠末端。黏膜为轻度水肿状，绒毛缩短，可见轻度溃疡。
b 升结肠。散见轻度口疮样溃疡。

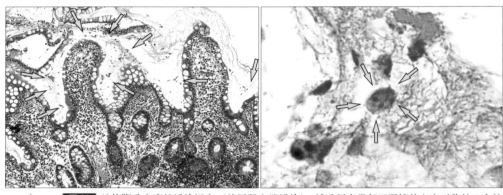

a	b

图11 兰伯鞭毛虫病的活检标本（从回肠末端活检），绒毛间有类似于眼镜的左右对称的2个核，可见西洋梨状的营养型虫体（黄色箭头）

原因之一。

在 EGD 所见中，可见淋巴滤泡增生、口疮样病变、粗糙黏膜，但也有的病例仅可观察到轻微的非特异性十二指肠炎的黏膜表现或仅限于正常的黏膜[14]（**图9，图10**）。因为通过普通的培养不能检出，需镜检肠液或粪便的新鲜标本，以证明其存在营养体或卵囊[15]。组织学上，在绒毛间可见有类似眼镜形状的左右对称的2个核，以及具有4对（8根）鞭毛、1个中心性纵向轴索的西洋梨状营养型虫体。在隐窝内可见有急性局部炎症，在黏膜固有层还可观察到中性粒细胞浸润。有时也可观察到虫体在黏膜固有层和黏膜下层的情况[4, 12]（**图11**）。

治疗方法为使用甲硝唑和替硝唑等进行治疗。

肠结核

肠结核分为伴有活动性或陈旧性肺结核的继发性肠结核（约25%）和原发性肠结核[16]。因此，有必要充分听取患者病史和家族史（结核感染的既往史和近亲的患病史）。

胃结核的好发部位在胃前庭部、胃穹隆部，但有时在十二指肠中也能观察到病变[17, 18]。肠结核好发于淋巴组织丰富的回盲部，呈环形溃疡和狭窄、萎缩性瘢痕带、回盲瓣畸形、假憩室样畸形、肠管缩短等特征性变化。关于肉眼观察形态，在日本常采用黑丸氏分类（**图12**）[19]。虽然通过证明结核菌以及在病理组织图中有干酪性肉芽肿的存在可诊断该病，但很难说在粪

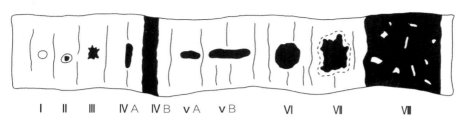

图12 黑丸氏分类

Ⅰ型：初期病变所产生的小米粒至芝麻籽大小的结核结节。

Ⅱ型：陷入坏死的结核结节形成的轻度溃疡。

Ⅲ型：Ⅱ型稍变大后的小豆大小或杏仁大小的溃疡。

Ⅳ型：为肠管横轴方向的溃疡，呈环状溃疡，ⅣA 指长径 2 cm 以下的溃疡，ⅣB 指长径 2 cm 以上的溃疡。

Ⅴ型：为肠管纵轴方向的溃疡，ⅤA 指长径 2 cm 以下的溃疡，ⅤB 指长径 2 cm 以上的溃疡。

Ⅵ型：圆形或类圆形，大于杏仁大小的溃疡。

Ⅶ型：大于杏仁大小的不规则形溃疡。

Ⅷ型：溃疡互相融合后的广泛性溃疡。

便或胃液培养的检出率为 10% 左右是高检出率[20，21]。结核菌素反应、干扰素γ释放试验（interferon γ release assay，IGRA）、胸部 X 线检查、CT 等也对诊断有一定帮助。在以小肠为主要病变的肠结核病例中，作为鉴别疾病，克罗恩病（Crohn's disease，CD）、*SLCO2A1* 基因相关性慢性肠病（chronic enteropathy associated with *SLCO2A1* gene，CEAS）、非甾体抗炎药（nonsteroidal antiinflammatory drugs，NSAIDs）所引起的小肠病变是至关重要的。

尤其是 CD，也有需要给予极有可能使结核重症化的免疫调节剂和生物制剂等的病例，需要慎重鉴别[22]。在与 CD 相鉴别时，对胃及十二指肠的观察是很重要的。CD 患者中，作为特征性的上消化道病变，可见有胃贲门部小弯的竹节状变化和十二指肠的 V 形凹陷等。关于小肠病变，CD 患者的病变好发于肠系膜附着对侧，口疮样轻度溃疡和溃疡呈纵向排列趋势，多为非连续性多发的情况；肠结核以派尔斑和肠系膜附着对侧为中心呈横向排列或环状排列，关注活动性和形态多样这一点。关于作为病变治愈和慢性炎症的结果而出现的畸形，相对于 CD 呈纵长的偏侧性变形，在肠结核患者中关注回盲部至升结肠呈长轴方向缩短或溃疡瘢痕引起的畸形。

CEAS 是一种被称为非特异性多发性小肠溃疡的疾病，近年来找出了其风险基因[23，24]。CEAS 的小肠病变为非对称性，且无一定的规律性，横向或斜向的溃疡好发于除回肠末端以外的回肠部分。溃疡仅限于 Ul-Ⅰ ~ Ul-Ⅱ 的浅表程度，边缘清晰，与周边黏膜之间的过渡部分显示出陡峭的边界[25]。在 CEAS 患者中多见有多发于回肠的狭小范围的环状乃至于螺旋状狭窄，这一点在与结核的鉴别上十分重要。结核基本是伴有环状溃疡，接近于向心性的狭窄，形态略有不同这一点是鉴别的重要依据。

等孢子球虫病

该病起因于战争中等孢子球虫（*Isospora belli*）感染，表现为海外旅行者腹泻或免疫功能低下状态的慢性腹泻。通过确认粪便中或十二指肠液中的卵囊进行诊断[26]。

关于影像学所见，望月等[27]综述了日本的报告病例。其中，小肠 X 线造影所见为急性期呈水肿和 Kerckring 皱襞肿大、空肠的扩张、分节状，慢性化时则可见有 Kerckring 皱襞消失和黏膜凹凸不齐、粗大颗粒状等所见（**图13**）。并且，十二指肠内镜所见为初期以黏膜水肿为主，继而向黏膜粗糙、颗粒状、结节状发展，伴有

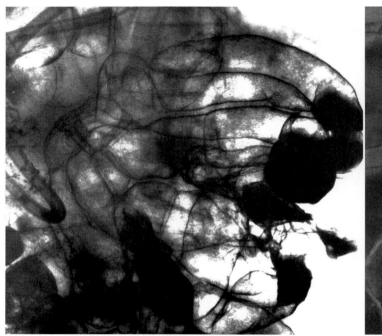
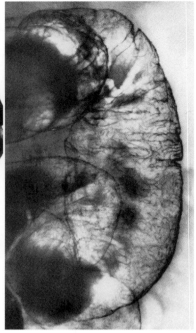

a | b

图13 等孢子球虫病的小肠 X 线造影图像
可见 Kerckring 皱襞消失的弥漫性粗糙黏膜，越往小肠上部越明显。特别是在十二指肠，可见 Kerckring 皱襞消失和凹凸不整、粗大颗粒状黏膜。

a | b

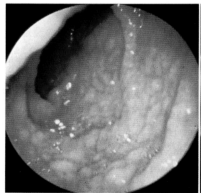
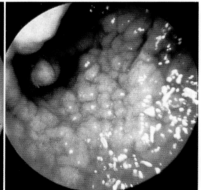

图14 等孢子球虫病的内镜图像
十二指肠降部呈水肿，可见 Kerckring
皱襞消失、颗粒状乃至结节状黏膜。

Kerckring 皱襞消失（**图14**）[27]。病理组织学方面，在小肠吸收上皮细胞内可见有由无性生殖而增殖的大型裂殖体（schizont）的形成，但在黏膜内几乎未见组织学变化，或可见有伴随轻度炎症细胞浸润的部分的中度黏膜萎缩。

健康者经过 3~4 周可自愈。虽然用 ST 合剂治疗有效，但是约 50% 病例会复发[28]。

结语

就消化道感染中在十二指肠非乳头部观察到疾病特异性或特征性病变的疾病，举出病例加以说明，并进行文献分析。虽然此次提到的疾病在日常生活中遇到的并不多见，但其一定是"希望大家了解的十二指肠病变"。临床医生有必要牢记，在日常诊疗中常用的 EGD 所见能够成为通向确诊肠病的捷径。而且，要求以扎实的知识为基础，回想起这些疾病，以期加以鉴别。

参考文献

[1] 金城福則，豊見山良作，外間昭，他．Whipple 病の1例．胃と腸 40：1197-1201, 2005

[2] 川崎啓祐，小林広幸，蔵原晃一，他．十二指腸 NBI 拡大観察とカプセル小腸内視鏡が有用であった Whipple 病の1例．胃と腸 46：311-319, 2011

[3] 平野昭和，平井郁仁，高田康道，他．画像所見にて診断し経過観察をしえた Whipple 病の1例．胃と腸 51：1626-1634, 2016

[4] 池田圭祐，岩下明德，田邉寛，他．組織像でわかる感染性腸炎．胃と腸 43：1590-1605, 2008

[5] Fenollar F, Lagier JC, Raoult D. *Tropheryma whipplei* and Whipple's disease. J Infect 69：103-112, 2014

[6] 金城福則，寺本彰．寄生虫感染症（糞線虫症）．胃と腸 51：1714-1716, 2016

[7] 三上栄，丸尾正幸，山下幸政，他．特異的な大腸内視鏡像を呈した糞線虫症の1例．胃と腸 52：365-373, 2017

[8] 金城福則，金城渚，仲本学，他．Whipple 病・糞線虫症．胃と腸 43：643-650, 2008

[9] 金城福則，仲村将泉，内間庸文，他．知ってそうで知らない消化器疾患（第13回）—糞線虫症．G.I.Res 23：242-247, 2015

[10] Minematsu H, Hokama A, Makishi T, et al. Colonoscopic findings and pathologic characteristics of strongyloides colitis ; a case series. Digestion 83：210-214, 2011

[11] Arakaki T, Iwanaga M, Kinjo F, et al. Efficacy of agar-plate culture in detection of *Strongyloides stercoralis* infection. J Parasitol 76：425-428, 1990

[12] 岩下明德，原岡誠司，高木靖寛，他．消化管感染症の病理．胃と腸 37：286-304, 2002

[13] Langford TD, Housley MP, Boes M, et al. Central importance of immunoglobulin A in host defense against *Giardia* spp. Infect Immun 70：11-18, 2002

[14] 木原彊．寄生虫と内視鏡，ランブル鞭毛虫症．消内視鏡 5：1601-1607, 1993

[15] 河野敦子，石川秀樹，山本達雄，他．経口腸管洗浄液を用いたランブル鞭毛虫感染率の検討．日消誌 105：1605-1611, 2008

[16] 八尾恒良，櫻井俊弘，山本淳也，他．最近の腸結核—10年間の本邦報告例の解析．胃と腸 30：485-490, 1995

[17] Agrawal S, Shetty SV, Bakshi G. Primary hypertrophic tuberculosis of the pyloroduodenal area：report of 2 cases. J Postgrad Med 45：10-12, 1999

[18] Khan FY, ALAni A, Al-Rikabi A, et al. Primary gastric fundus tuberculosis in immunocompetent patient：a case report and literature review. Braz J Infect Dis 12：453-455, 2008

[19] 黒丸五郎．腸結核症の病理．医学書院，1952

[20] 八尾恒良，岩下明德，飯田三雄．腸結核．八尾恒良，飯田三雄（編）．小腸疾患の臨床．医学書院，pp 159-168, 2004

[21] Paustian FF, Marshall JB. Intestinal tuberculosis. *In* Bockus HL, Berk JE（eds）. Bockus Gastroenterology Vol.3, 4th ed. WB Saunder, Philadelphia, pp 2018-2036, 1985

[22] 平井郁仁，二宮風夫，別府剛志，他．小腸結核の診断—内視鏡所見の特徴と鑑別診断を中心に．胃と腸 52：157-168, 2017

[23] 岡部治弥，崎村正弘．仮称"非特異性多発性小腸潰瘍症".胃と腸 3：1539-1549, 1968

[24] Umeno J, Hisamatsu T, Esaki M, et al. A Hereditary Enteropathy Caused by Mutations in the SLCO2A1 Gene, Encoding a Prostaglandin Transporter. PLoS Genet 11：e1005581, 2015

[25] 平井郁仁，松井敏幸．慢性出血性小腸潰瘍症—いわゆる非特異性多発性小腸潰瘍症．胃と腸 43：603-610, 2008

[26] 木俣勲．原虫・寄生虫の感染症の検査診断—原虫性疾患：イソスポーラ症，サイクロスポーラ症．臨病理 108：198-203, 1998

[27] 望月祐一，松本主之，飯田三雄．寄生虫感染症—イソスポーラ症．胃と腸 37：409-414, 2002

[28] Pape JW, Verdier RI, Johnson Jr WD. Treatment and prophylaxis of *Isospora belli* infection in patients with the acquired immunodeficiency syndrome. N Engl J Med 320：1044-1047, 1989

Summary

Diffuse Lesions of the Duodenum Excluding the Papilla — Duodenal Lesions in Gastrointestinal Tract Infections

Masahiro Kishi[1], Fumihito Hirai[2], Takashi Hisabe[1], Noritaka Takatsu[2], Tsuyoshi Beppu, Teruyuki Takeda, Akikazu Hirano[1], Seiji Haraoka[3], Akinori Iwashita, Kenshi Yao[4], Toshiharu Ueki[1]

Lesions commonly occur in the small or the large intestine in gastrointestinal tract infection. However, morphological evaluation of the entire small intestine is challenging. The duodenum often exhibits lesions similar to those in the rest of the small intestine, and it is sometimes useful to observe lesions in the duodenum using upper gastrointestinal endoscopy to differentiate gastrointestinal tract infections. Although duodenitis is not a specific pathophysiological condition, examination of the duodenum is useful because specific inflammatory changes in some gastrointestinal tract infections manifest in the duodenum. This section highlights the diseases for which the evaluation of gastric and duodenal lesions is useful in the differential diagnosis.

[1]Department of Gastroenterology, Fukuoka University Chikushi Hospital, Chikushino, Japan

[2]Inflammatory Bowel Disease Center, Fukuoka University Chikushi Hospital, Chikushino, Japan

[3]Department of Pathology, Fukuoka University Chikushi Hospital, Chikushino, Japan

[4]Department of Endoscopy, Fukuoka University Chikushi Hospital, Chikushino, Japan

十二指肠非乳头部弥漫性病变

——消化道淀粉样变性的十二指肠病变

大森 崇史[1]

山田 日向

尾崎 隼人

前田 晃平

城代 康贵

生野 浩和

小村 成臣

镰野 俊彰

舩坂 好平

田原 智满

长坂 光夫

中川 义仁

柴田 知行

大宫 直木

摘要● 以阐明淀粉样变性的十二指肠病变的特征为目的，对所诊治的 23 例不同淀粉样蛋白病例（AL 型 14 例，AA 型 9 例）的临床表现、内镜所见、病理组织学所见分别进行了回顾性分析。根据十二指肠内镜所见，在 AA 型的全部病例中均呈现黏膜粗糙和微小颗粒状黏膜糜烂，而在 AL 型的 60% 病例中呈现出皱襞肥厚和多发性黏膜下肿瘤样隆起，且黏膜下肿瘤样隆起仅见于 AL 型。活检病理组织学所见通过淀粉样沉积的程度和沉积范围进行评价，但未见明显的相关性。分别把握淀粉样蛋白的特征性内镜所见和临床表现对淀粉样变性的诊断十分重要，认为理解其基础疾病有利于淀粉样变性的早期诊断。

关键词　淀粉样变性　十二指肠　AA 型　AL 型　内镜诊断

[1] 藤田医科大学消化管内科　〒 470–1192 豊明市沓掛町田楽ヶ窪 1–98
E-mail : takafumi@fujita-hu.ac.jp

前言

淀粉样变性是因具有纤维结构的特异性蛋白——淀粉样蛋白沉积于各脏器而引起脏器功能障碍的综合征[1]。淀粉样变性根据淀粉样蛋白的沉积方式不同大致分为全身性的和局部性的，并根据沉积的淀粉样蛋白的种类进行细分。向消化道的沉积主要见于全身性淀粉样变性，有炎症和感染时增加的急性期蛋白——血清淀粉样蛋白 A（serum amyloid A protein，SAA）为前体蛋白的 AA（amyloid A）型、由免疫球蛋白轻链构成的 AL（amyloid light chain）型、长期透析患者发生的源于 β_2 微球蛋白产生的 Aβ_2M（amyloid β_2 microgloburion）型和家族性的源于转铁蛋白的 ATTR（amyloidgenic transthyretin）型，这 4 种类型在临床上特别重要[2]。

这些淀粉样蛋白可沉积于消化道的各个部位，但尤以包括十二指肠在内的小肠为好发部位[3]。近年来，由于球囊小肠内镜和胶囊内镜的普及，淀粉样变性的小肠病变的特征越来越明确[4, 5]，在很多情况下上述检查成为诊断的契机。与此相对，因为十二指肠的观察和活检通过常规的上消化道内镜检查（esophagogastroduodenoscopy，EGD）也容易施行[2]，认为事先了解淀粉样变性的形态学特征在本病的诊断和确定治疗方针上十分重要[6, 7]。

本文在列举消化道淀粉样变性中发生率高的 AL 型和 AA 型的特征性十二指肠内镜所见和

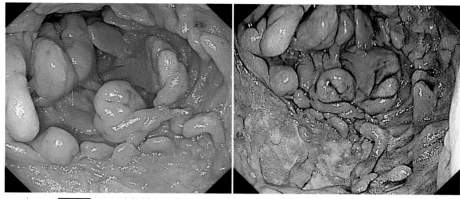

图1 AL 型淀粉样变性的十二指肠内镜所见
a：常规内镜图像；**b**：色素染色内镜图像。见有皱襞肿大和多发性 SMT 样隆起。此外，在一部分还伴有绒毛萎缩。

病理组织学表现的同时，也阐述形态学上类似的疾病的鉴别。此外，也分别就笔者所诊治病例的淀粉样蛋白的临床表现和十二指肠内镜所见以及活检病理组织学的所见进行分析。

AL 型淀粉样变性

1. 临床表现

AL 型淀粉样变性是源于免疫球蛋白轻链（L 链）的淀粉样蛋白沉积所致的疾病。AL 型淀粉样变性也有伴随骨髓瘤和巨球蛋白血症等基础疾病的情况，在这些疾病被排除的情况下，诊断为原发性 AL 型淀粉样变性。为了确诊，采用抗免疫球蛋白轻链抗体（抗 κ 链抗体、抗 λ 链抗体）的免疫染色很重要。本病主要会引起淀粉样蛋白沉积于肾脏、心脏、肝脏、周围神经、自主神经等部位，特别是有无合并心脏淀粉样变性对预后的影响很大。虽然在消化道也会引起淀粉样蛋白沉积，但在消化道内，有引起淀粉样蛋白块状沉积于黏膜肌层、黏膜下层、固有肌层的倾向[8]。因此，随着病期的进展，呈现出小肠蠕动功能降低和慢性假性肠梗阻的特征[7, 9]。

2. 十二指肠内镜所见及鉴别疾病

AL 型淀粉样变性的十二指肠内镜所见以 Kerckring 皱襞肥厚和多发性黄白色的黏膜下肿瘤（submucosal，SMT）样隆起为特征（**图1**）[1-3, 8, 9]。这是由于淀粉样蛋白主要呈块状沉积于黏膜肌层

和黏膜下层、固有肌层（**图2**）。由于向黏膜和黏膜固有层沉积少，糜烂和溃疡之类的黏膜损伤所见较少，但当淀粉样蛋白沉积量大时，有时会呈现糜烂和溃疡的现象。

在鉴别诊断上，可列举出恶性淋巴瘤和肠淋巴管扩张症。有关肠淋巴管扩张症，隆起和 Kerckring 皱襞柔软，用活检钳按压容易变形，这一特征可作为鉴别依据。

AA 型淀粉样变性

1. 临床表现

AA 型淀粉样变性是以急性期蛋白 SAA 为前体蛋白的淀粉样变性，继发于慢性炎症性疾病。以前本病大多继发于结核和脓肿等[10]，但近年来并发于慢性关节风湿病的病例占大多数[6]。并且，也有继发于以自身炎症性疾病、血管炎综合征、巨大淋巴结病、克罗恩病为代表的炎性肠病等慢性炎症性疾病的病例报告[11, 12]。本病主要引起淀粉样蛋白沉积于肾脏、消化道、肝脏和脾脏，可观察到主要由肾脏和消化道所引起的症状。作为消化系统症状，可见对内科治疗不敏感的腹泻、消化道出血、食欲不振、恶心和呕吐等。有报告称，在消化道会有淀粉样蛋白沉积于黏膜固有层和黏膜下层的血管壁周围[2]。

2. 十二指肠内镜所见及鉴别疾病

AA 型淀粉样变性的十二指肠内镜所见，以

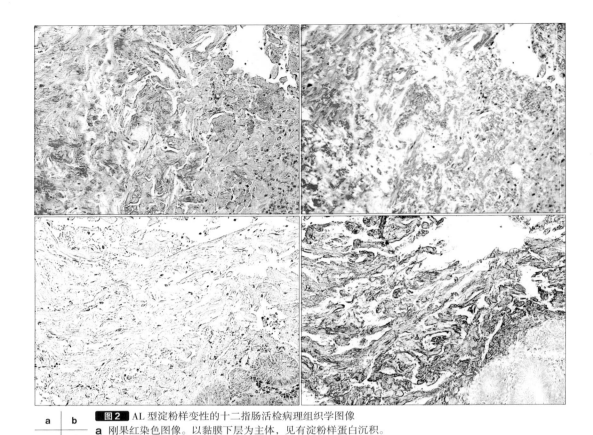

图 2 AL 型淀粉样变性的十二指肠活检病理组织学图像

a	b
c	d

a 刚果红染色图像。以黏膜下层为主体，见有淀粉样蛋白沉积。

b 刚果红染色图像（偏光）。

c 抗免疫球蛋白轻链抗体染色图像（κ 链）。

d 抗免疫球蛋白轻链抗体染色图像（λ 链）。呈阳性表现。

黄白色微小颗粒状隆起多发的粗糙黏膜为最明显的特征（**图 3**）[2-4, 6, 8, 9]。并且，随着淀粉样蛋白沉积的加重，会引起外周血管循环障碍，可见绒毛的萎缩和脱落，形成糜烂和轻度溃疡[4]。与 AL 型淀粉样变性对照来看，由于在黏膜固有层和黏膜下层主体可见淀粉样蛋白沉积，容易引起黏膜病变（**图 4**）。

对其鉴别诊断涉及多种疾病，如呈现绒毛肿大以及萎缩所引起的弥漫性颗粒状黏膜的疾病，有粪类圆线虫病、兰伯鞭毛虫病、等孢子球虫病、惠普尔病等由原虫、寄生虫和细菌感染所引起的疾病，以及乳糜泻、里吉病、免疫增生性小肠病（immunoproliferative small intestinal disease，IPSD）等[4, 5, 13-15]。并且，

在形成糜烂和溃疡的情况下，列举了非甾体抗炎药（nonsteroidal antiinflammatory drugs，NSAIDs）所致病变与伴随血管炎综合征（尤其是 IgA 血管炎）、炎性肠病的十二指肠病变等加以鉴别[16-18]。伴随血管炎综合征的十二指肠病变与淀粉样变性相比会呈现更深的溃疡，以及伴随炎性肠病的十二指肠病变呈现皱襞的中断（切迹征）和纵向排列倾向的糜烂、溃疡，从这些方面来看，可以进行比较鉴别，但关于其他疾病，则难以据内镜所见进行鉴别。必须在把握患者有无合并症、长期居留地、是否处于易感染状态、是否有非甾体抗炎药内服史等患者信息的基础上进行综合判断。

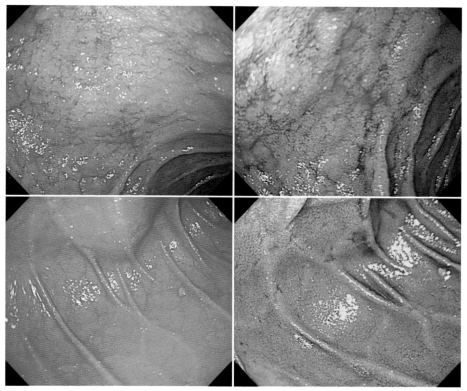

a	b
c	d

图3 AA 型淀粉样变性的十二指肠内镜所见

a,b 十二指肠球部。呈微小颗粒状黏膜。

c,d 十二指肠降部。在十二指肠降部见有散在性糜烂。

对笔者诊治的消化道淀粉样变性病例的分析

1. 对象和方法

2005 年 5 月至 2017 年 4 月期间，在笔者所在科室被诊断为消化道淀粉样变性病例的 36 例中，以相同期间内进行 EGD 并且在活检中观察到淀粉样蛋白沉积的 23 例患者为研究对象，其中男性 10 例，女性 13 例，年龄为 30 ~ 82 岁（平均 64.8 岁）。

活检病理组织标本用高锰酸钾处理后，行刚果红染色或直接施行耐酸大红（direct fast scarlet，DFS）染色，判断有无淀粉样蛋白沉积。此外，施行采用抗 AA 抗体、抗免疫球蛋白轻链（κ, λ）抗体、抗 β_2 微球蛋白抗体、抗 ATTR 抗体的免疫组织化学染色，分析淀粉样蛋白的化学类型。其结果为 AL 型 14 例，AA 型 9 例，未见 $A\beta_2M$ 型和 ATTR 型。

十二指肠内镜所见根据文献报告[19] 可分为 4 类：无异常（Grade 1）；粗糙或颗粒状黏膜糜烂（Grade 2）；水肿状黏膜、皱襞肥大（Grade 3）；皱襞肥大和多结节状以及 SMT 样隆起（Grade 4），重复所见亦可。

并且，就活检病理组织学所见，区分淀粉样蛋白沉积的程度和范围之后进行评价。关于沉积的程度，根据文献报告[19]，在 HE 染色方面，在显微镜低倍放大下可判定淀粉样蛋白沉积有无者为高度沉积，在显微镜高倍放大下可判定沉积有

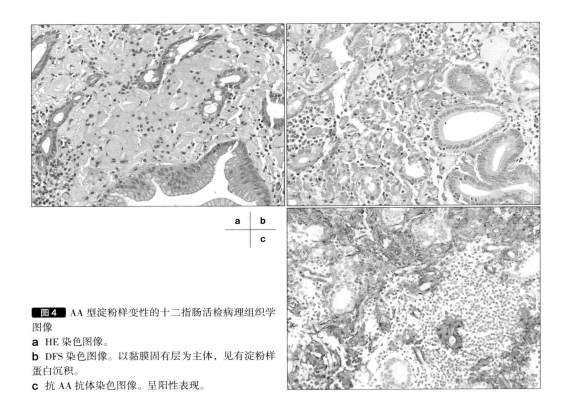

图4 AA 型淀粉样变性的十二指肠活检病理组织学图像

a HE 染色图像。

b DFS 染色图像。以黏膜固有层为主体,见有淀粉样蛋白沉积。

c 抗 AA 抗体染色图像。呈阳性表现。

无者为轻度沉积;关于沉积范围,通过刚果红染色或 DFS 染色区分淀粉样蛋白沉积的部位,根据已有文献报告[20],将仅沉积于黏膜下层的血管周围和间质定义为范围 A,沉积于黏膜下层和黏膜固有层的血管周围定义为范围 B,沉积于黏膜下层、黏膜固有层的血管周围及间质定义为范围 C。

有关十二指肠内镜所见,以十二指肠中可见淀粉样蛋白沉积的 17 例(AL 型 10 例,AA 型 7 例),以及就病理组织学所见可以进行再分析的 15 例(AL 型 10 例,AA 型 5 例)作为研究对象,分析了按淀粉样蛋白区分的十二指肠内镜所见和活检病理组织学所见(淀粉样蛋白的沉积的程度和范围)之间的相关性。

数据的比较采用 Mann-Whitney U 检验、Fisher 直接概率检验,$P < 0.05$ 为有显著性差异。

2. 结果

1) 研究对象的临床表现 **(表1)**

在性别、年龄、合并心脏病变及肾病变的全身性淀粉样变性的发生率方面,AL 型和 AA 型之间未见显著性差异。

与此相对,在检查契机方面,在其他脏器中可见淀粉样蛋白沉积,或疑似其他脏器有淀粉样变性等,虽无症状,但以上消化道活检为目的进行检查的 AL 型病例为 71%,与 AA 型相比,比例显著增高($P = 0.009$)。与此相对,以腹泻和食欲不振、恶心或呕吐等消化系统症状为契机进行检查的 AA 型病例为 78%,与 AL 型相比,比例明显增高($P = 0.001$)。

关于按消化道部位区分的淀粉样变性活检阳性率,在 AL 型和 AA 型之间未见显著性差异。在全部病例中,活检阳性率为:食管的 5 例中有 2 例(40%),胃的 23 例中有 21 例(91.3%),十二指肠的 20 例中有 17 例(85%),结果得出胃的活检阳性率最高的结论。

并且,AL 型患者中有 6 例(43%)合并多发性骨髓瘤,剩余的 8 例(57%)全部被诊断为

表1 淀粉样蛋白的临床表现的比较

	AL 型 (n = 14)	AA 型 (n = 9)	P 值
性别 （男性：女性）	8 : 6	2 : 7	0.197
年龄平均值 ±SD （范围）	67.8 ± 11.8 (40 ~ 82) 岁	60.2 ± 14.2 (30 ~ 80) 岁	0.123
合并心脏、肾病变	10（71%）	5（56%）	0.657
检查契机			
以检查淀粉样蛋白沉积为目的	10（71%）	1（11%）	0.009
有消化系统症状 （腹泻、恶心等）	1（7%）	7（78%）	0.001
消化道出血	3（21%）	1（11%）	1.000
按部位区分的活检阳性率			
食管	2/4（50%）	0/1（0%）	1.000
胃	12/14（86%）	9/9（100%）	0.502
十二指肠	10/12（83%）	7/8（88%）	1.000
合并多发性骨髓瘤	6/14（43%）	0/9（0%）	
合并 RA	0/14（0%）	8/9（89%）	

表2 按淀粉样蛋白区别的十二指肠内镜所见的比较

十二指肠内镜所见 *	AL 型 (n = 10)	AA 型 (n = 7)	P 值
无异常所见 （Grade 1）	4（40%）	0（0%）	0.103
粗糙、微小颗粒状黏膜或糜烂 （Grade 2）	5（50%）	7（100%）	0.044
水肿、皱襞肥厚 （Grade 3）	4（40%）	2（29%）	1.000
多发结节、黏膜下肿瘤样隆起 （Grade 4）	2（20%）	0（0%）	0.485

*：关于十二指肠内镜所见，包括重复病例

表3 十二指肠内镜所见和淀粉样蛋白沉积程度之间的相关性

	轻度	高度	P 值
AL 型			
Grade 1 (n=4)	2（50%）	2（50%）	0.274
Grade 2 (n=5)	2（40%）	3（60%）	0.560
Grade 3 (n=4)	0（0%）	4（100%）	0.516
Grade 4 (n=2)	0（0%）	2（100%）	1.000
AA 型			
Grade 2 (n=5)	4（80%）	1（20%）	1.000
Grade 3 (n=2)	1（50%）	1（50%）	

轻度：经 HE 染色在高倍放大下可判定淀粉样蛋白沉积有无者。
高度：经 HE 染色在低倍放大下可判定淀粉样蛋白沉积有无者。
关于十二指肠内镜所见 （Grade 1 ~ 4），包括重复病例

原发性淀粉样变性。与此相对，在 AA 型患者中有 8 例 （89%） 合并慢性关节风湿病，剩下的 1 例 （11%） 合并恶性肿瘤。

2） 有关淀粉样蛋白区别的十二指肠内镜所见的分析 **（表2）**

十二指肠内镜所见总体上以 Grade 2 最多，17 例中有 12 例 （71%），尤其是与 AL 型相比，AA 型的十二指肠内镜所见明显增多 （P = 0.044）。并且，在 AL 型病例中呈各种各样的内镜所见，尤其是 Grade 1 和 Grade 4 仅见于 AL 型。

3） 按淀粉样蛋白区分的十二指肠内镜所见和活检病理组织学所见的分析

在评价淀粉样蛋白沉积的程度时，AL 型病例轻度沉积 4 例 （40%），高度沉积 6 例 （60%）；

AA 型病例轻度沉积 4 例（80%），高度沉积 1 例（20%）（**表 3**）。在分析十二指肠内镜所见和淀粉样蛋白沉积程度的相关性时，AL 型病例，十二指肠内镜所见呈 Grade 3 和 Grade 4 的病例仅见于高度沉积病例。另一方面，在判断为无异常（Grade 1）的病例中，也有半数为高度沉积病例。根据以上结果，AL 型和 AA 型在十二指肠内镜所见和淀粉样蛋白沉积程度之间均未见明显相关性。

其次，在评价淀粉样蛋白沉积的范围时，在 AL 型病例中，范围 A 为 3 例（30%），范围 B 为 2 例（20%），范围 C 为 5 例（50%）；在 AA 型病例中，范围 A 为 1 例（20%），范围 B 为 3 例（60%），范围 C 为 1 例（20%）（**表 4**）。据以上结果，AL 型和 AA 型在十二指肠内镜所见和淀粉样蛋白沉积范围之间均未见明显相关性。

讨论

消化道淀粉样变性的大部分为 AL 型和 AA 型两种。两者的内镜所见有所不同，以往的报告认为这些不同是由于淀粉样蛋白的沉积部位不同所致 [1-4, 6, 8, 9]。在笔者对所诊治病例的十二指肠内镜所见的分析中，AA 型全部病例均呈现黏膜粗糙和微小颗粒状黏膜或糜烂，而 AL 型的 60% 呈现皱襞肥厚和 SMT 样隆起，且 SMT 样隆起只见于 AL 型。虽然分析了这些内镜所见和淀粉样蛋白沉积程度及范围之间的相关性，但未见它们之间有显著的相关性。作为其主要原因，可以列举出仅分析了少数病例和在 AL 型病例中无法通过活检病理组织学确认固有肌层的沉积，推测淀粉样变性的内镜所见不是只由沉积的程度和范围所决定的，还受到基础疾病和内服药物等其他因素的影响，会呈现出各种各样的内镜所见。至少在笔者所诊治的病例中，淀粉样变性的十二指肠内镜所见与文献报告没有大的出入。一般认为在 AL 型中的基本表现为"Kerckring 皱襞肥厚和多发的黄白色 SMT 样隆起"，在 AA 型中的基本表现为"黄白色微小颗粒状隆起多发的粗糙黏膜"。

表4	十二指肠内镜所见和淀粉样蛋白沉积范围之间的相关性			
	范围 A	范围 B	范围 C	*P* 值
AL 型				
Grade 1 (n=4)	1 (25%)	1 (25%)	2 (50%)	1.000
Grade 2 (n=5)	2 (40%)	1 (20%)	2 (40%)	1.000
Grade 3 (n=4)	1 (25%)	0 (0%)	3 (75%)	1.000
Grade 4 (n=2)	0 (0%)	0 (0%)	2 (100%)	1.000
AA 型				
Grade 2 (n=5)	1 (20%)	3 (60%)	1 (20%)	1.000
Grade 3 (n=2)	1 (50%)	0 (0%)	1 (50%)	

范围 A：仅在黏膜下层的血管周围和间质可见淀粉样蛋白沉积；范围 B：在黏膜下层和黏膜固有层的血管周围见有淀粉样蛋白沉积；范围 C：在黏膜下层、黏膜固有层的血管周围和间质见有淀粉样蛋白沉积。
关于十二指肠内镜所见（Grade 1~4），包括重复病例

在笔者所诊治的病例中，AA 型与 AL 型比较，能明显观察到腹泻和恶心等消化系统症状；相反，AL 型和 AA 型比较，无明显症状者（其他脏器的淀粉样变性或其疑似病例）多。而且，在内镜所见方面，AA 型与 AL 型相比，呈黏膜粗糙和微小颗粒状黏膜或糜烂的病例明显较多。认为这是很多 AA 型病例有选择偏差的缘故。有症状者若内镜表现伴有异常的话，会积极进行活检，但对于无症状者和缺乏内镜所见的病例，若不怀疑淀粉样变性的存在，大概谁都会不进行活检而仅会进行观察。前畠等 [20] 报道，AL 型的 33%、AA 型的 29% 的十二指肠黏膜无异常。此外，Miyaoka 等 [21] 报道，在合并克罗恩病的淀粉样变性病例中，有 78% 可见十二指肠黏膜异常，约两成在内镜下无异常。对于 AA 型淀粉样变性，使用生物制剂进行原疾病的治疗时，消化道病变得到改善，这其中也包括笔者所诊治的病例 [22-24]。笔者认为，证明淀粉样变性的存在对其后的治疗战略和预后会产生极大影响。

关于在消化道的按淀粉样蛋白沉积部位区分的比例，根据岩下 [25] 等的报告，活检阳性率以十二指肠 100%、空肠 94.4%、胃前庭部 93.3%

的顺序排列，推荐在这些部位进行活检。对于淀粉样变性的诊断来说，EGD 起着重要作用，在前述的 AL 型和 AA 型患者见有特征性的十二指肠内镜所见的情况下，希望能够积极地进行活检。另外，即使是在内镜所见无异常的情况下，对于合并多发性骨髓瘤和慢性炎症性疾病的患者，也希望大家能关注淀粉样变性，尤其是对有症状（难治性腹泻、食欲不振、恶心和呕吐等）者应进行活检。而且，当探究淀粉样蛋白沉积部位时，活检标本应在多个部位采取，包括整个黏膜下层的多个检体。

结语

本文介绍了 AL 型和 AA 型淀粉样变性的特征性十二指肠内镜所见和病理所见，以及鉴别诊断。在笔者诊治的病例中，虽然十二指肠内镜所见和活检病理组织学所见之间的相关性不明确，但内镜所见与以往的文献报告类似。笔者认为，分别把握各淀粉样蛋白的特征性内镜所见和临床表现对淀粉样变性的诊断非常重要，并且理解易于合并淀粉样变性的基础疾病并进行检查，则有助于淀粉样变性的早期诊断。

参考文献

[1] 平田一郎. 消化管アミロイドーシス—肉眼病变の概要. 胃と腸 49: 273-276, 2014
[2] 多田修治, 飯田三雄, 檜沢一興, 他. アミロイドーシスにおける上部消化管病变の特征. 胃と腸 29: 1357-1368, 1994
[3] Tada S, Iida M, Yao T, et al. Gastrointestinal amyloidosis: radiologic features by chemical types. Radiology 190: 37-42, 1994
[4] 小林広幸, 松本主之, 梁井俊一, 他. 全身性疾患の部分症としての小腸病变—アミロイドーシス. 胃と腸 43: 687-691, 2008
[5] 蔵原晃一, 大城由美, 岡本康治, 他. 消化管アミロイドーシスの臨床像—画像診断を中心に：アミロイドーシスの小腸病变の特征. 胃と腸 49: 311-319, 2014
[6] Kobayashi H, Tada S, Fuchigami T, et al. Secondary amyloidosis in patients with rheumatoid arthritis: diagnostic and prognostic value of gastroduodenal biopsy. Br J Rheumatol 35: 44-49, 1996
[7] Tada S, Iida M, Yao T, et al. Intestinal pseudo-obstruction in patients with amyloidosis: clinicopathologic differences between chemical types of amyloid protein. Gut 34: 1412-1417, 1993
[8] Hokama A, Kishimoto K, Nakamoto M, et al. Endoscopic and histopathological features of gastrointestinal amyloidosis. World J Gastrointest Endosc 3: 157-161, 2011
[9] Tada S, Iida M, Yao T, et al. Endoscopic features in amyloidosis of the small intestine: clinical and morphologic differences between chemical types of amyloid protein. Gastrointest Endosc 40: 45-50, 1994
[10] 磯部敬. アミロイドーシス, 医学書院, 1997
[11] 山本淳也, 宇野博之, 平井郁仁, 他. Crohn 病に合併した続発性アミロイドーシス 11 例の臨床的検討. 胃と腸 34: 1255-1266, 1999
[12] 吉崎和幸, 中沢宗健, 西川哲平. AA アミロイドーシスの治療. 血液フロンティア 19: 1389-1396, 2009
[13] 江崎幹宏, 松本主之. びまん性病变. 胃と腸 52: 624-625, 2017
[14] 多田修治, 飯田三雄, 松本主之, 他. アミロイドーシスの十二指腸病变. 胃と腸 37: 809-817, 2002
[15] 金城福則, 内間庸文, 座覇修, 他. 非腫瘍性びまん性十二指腸病变の診断—糞線虫症の X 線, 内視鏡所見を中心に. 胃と腸 37: 819-828, 2002
[16] 蔵原晃一, 松本主之, 八尾隆史, 他. 小腸潰瘍性病变の的確な診断と概念の確立—NSAID 起因性小腸潰瘍症例の臨床的検討. 消内科 54: 560-564, 2012
[17] 原右, 野口光徳, 山口正明, 他. 膠原病に合併する十二指腸びまん性病变—血管炎症候群を中心に. 胃と腸 37: 801-808, 2002
[18] 江崎幹宏, 松本主之, 中村昌太郎, 他. Schönlein-Henoch 紫斑病における十二指腸病变の特徴. 胃と腸 37: 791-800, 2002
[19] Tada S, Iida M, Iwashita A, et al. Endoscopic and biopsy findings of the upper digestive tract in patients with amyloidosis. Gastrointest Endosc 36: 10-14, 1990
[20] 前畠裕司, 江崎幹宏, 一瀬理沙, 他. 消化管アミロイドーシスの臨床像—画像診断を中心に：胃・十二指腸病变の特徴. 胃と腸 49: 301-310, 2014
[21] Miyaoka M, Matsui T, Hisabe T, et al. Clinical and endoscopic features of amyloidosis secondary to Crohn's disease: diagnostic value of duodenal observation and biopsy. Dig Endosc 23: 157-165, 2011
[22] 鎌野俊彰, 平田一郎, 大宮直木, 他. 抗 IL-6 受容体抗体が奏効した消化管 AA アミロイドーシスの 1 例. 胃と腸 49: 385-393, 2014
[23] Nakamura T, Higashi S, Tomoda K, et al. Etanercept can induce resolution of renal deterioration in patients with amyloid A amyloidosis secondary to rheumatoid arthritis. Clin Rheumatol 29: 1395-1401, 2010
[24] Petre S, Shah IA, Gilani N. Review article: gastrointestinal amyloidosis-clinical features, diagnosis and therapy. Aliment Pharmacol Ther 27: 1006-1016, 2008
[25] 岩下明德, 飯田三雄, 渕上忠彦, 他. 消化管アミロイドーシスの生検診断. 胃と腸 22: 1287-1299, 1987

Summary

Clinicopathological and Endoscopic Findings of
Duodenal Lesions in Patients with Amyloidosis

Takafumi Omori1) , Hyuga Yamada,
Hayato Osaki, Kohei Maeda,
Yasutaka Jodai, Hirokazu Ikuno,
Naruomi Komura, Toshiaki Kamano,
Kohei Funasaka, Tomomitsu Tahara,
Mitsuo Nagasaka, Yoshihito Nakagawa,
Tomoyuki Shibata, Naoki Ohmiya

We retrospectively analyzed the relationship of types of
amyloidosis with endoscopic findings in the duodenum and
pathologic findings of biopsies in 23 patients with amyloidosis (14
with AL-type and 9 with AA-type). For patients with AA-type
amyloidosis, duodenal endoscopy revealed fine and granular-
appearing tissue, mucosal friability, and erosions. Among the
patients with AL-type amyloidosis, 60% exhibited multiple
submucosal protrusions and fold thickening. Multiple submucosal
protrusions were observed only in patients with AL-type disease.
Pathologically, we assessed the degree and deposition of amyloid
proteins in biopsy specimens. We found no relationship between
pathological findings and endoscopic findings. It is important to
understand the characteristic findings of duodenal endoscopy,
stratified by the various types of amyloidosis and underlying
disease processes.

[1]Department of Gastroenterology, Fujita Health University,
Toyoake, Japan

十二指肠乳头部及副乳头部病变

长谷部 修[1]

原 悦雄

越知 泰英

关 亚矢子

樱井 晋介

北畠 央之

齐藤 博美

原 大地

加古 里子

草间 由纪子[2]

摘要 ● 十二指肠乳头部肿瘤是上消化道筛查中唯一可发现的胰胆管癌。而且，由于部分乳头部肿瘤成为内镜治疗的对象，早期发现的意义重大。在直视镜筛查中，有必要注意乳头部位的颗粒状隆起、口侧隆起肿大、开口部周围黏膜不规则。而且，乳头部也是神经内分泌肿瘤（neuroendocrine tumor，NET）的好发部位。乳头部或副乳头部 NET 与其他部位相比，淋巴结转移率更高。与腺瘤、癌一样，通过筛查早期发现的意义重大。

关键词　十二指肠乳头部　十二指肠副乳头部　腺瘤　癌神经内分泌肿瘤

[1] 長野市民病院消化器内科　〒381-8551 長野市大字富竹 1333-1
E-mail : hasebe@hospital.nagano.nagano.jp
[2] 同　病理診断科

前言

十二指肠乳头部肿瘤是一种相对低发的疾病，也是在常规的上消化道内镜检查（esophago-gastroduodenoscopy，EGD）中唯一可以早期发现的胰胆管癌。在乳头部不仅可以发生癌变，还会发生被认为是癌前病变的腺瘤、神经内分泌肿瘤（neuroendocrine tumor，NET）和神经内分泌癌（neuroendocrine carcinoma，NEC），以及需要与乳头部癌鉴别的乳头炎和胃黏膜上皮化生、伴于自身免疫性胰腺炎的乳头肿大（IgG4 相关乳头炎）等[1]。并且，乳头部腺瘤和早期乳头部癌的一部分是可以采用微创手术内镜乳头切除术的胰胆管肿瘤。从生活质量（quality of life，QOF）的角度来看，早期发现也有重大意义。

在日常诊疗中施行的 EGD 筛查中，由于窄带成像（narrow band imaging，NBI）内镜的普及，对食管、咽喉的观察更加重视，但也要求内镜医生仔细观察十二指肠和乳头部。本文以 EGD 筛查中乳头部或副乳头部的观察方法、通过直视镜发现乳头部肿瘤的方法及其与侧视镜所见的对比，以及乳头部或副乳头部 NET 的特征为中心进行解说。

十二指肠乳头部及副乳头部的观察

讲解通过直视镜观察乳头部及副乳头部的操作步骤[2]。首先，越过上十二指肠角，将内镜按顺时针方向旋转，施加向上的角度，推动内镜前端向降部方向前进。在这个位置上，通过远景在内镜画面的 9—10 点方向可以观察副乳头及主乳头部（**图 1a**）；从那里将内镜一边按顺时针旋转一边向外拔出，可近距离观察副乳头（**图 1b**）；然后，在 9—10 点方向可以近距离观察主乳头（**图 1c**）。当难以观察到乳头开口部的时候，从这个位置稍微将内镜拔出或相反稍微推

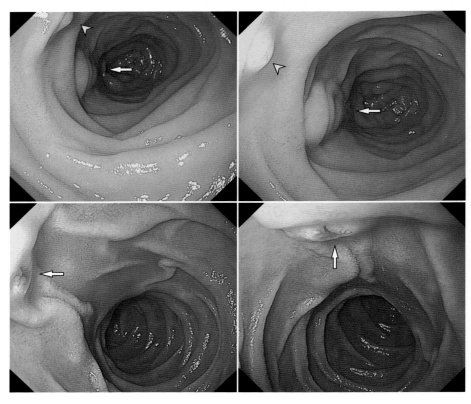

a	b
c	d

图1 用直视镜观察十二指肠主乳头和副乳头的方法（黄色箭头：副乳头；白色箭头：主乳头）

a 通过推内镜越过上十二指肠角时，在远景可观察到副乳头和主乳头。
b 将内镜稍微拔出时，近距离可观察到副乳头。
c 再将内镜稍微拔出时，在9—10点方向可观察到主乳头。
d 将内镜进一步拔出时，在12点方向可观察到主乳头。

表1 笔者所在医院十二指肠乳头部腺瘤、癌的详细情况（1996年6月至2106年12月）

	例数	通过EGD发现	治疗		
			内镜切除	外科手术	非切除
乳头部腺瘤	39	31（79%）	36（92%）	3（8%）	
乳头部癌					
早期癌	13	6（46%）	13（100%）		
晚期癌	63	1（2%）	34（54%）		29（46%）
癌总数	76	7（9%）	47（62%）		29（38%）

EGD：上消化道内镜检查（esophagogastroduodenoscopy）

一点儿，大多数情况下就可以观察到。后面要讲到，为了发现乳头部癌，不是漫无目的地观察乳头，仔细观察乳头开口部周围是非常重要的。观察主乳头后，进一步拔出内镜时，将内镜前端引导到水平部，可以观察到水平部中央附近。此后，随着拔出内镜，增加转动，就可以在12点方向观察到主乳头[3]（**图1d**）。在此位置，乳头部观察容易超出视野范围，所以建议主乳头的观察基本上在9—10点方向进行。

乳头部腺瘤、癌的内镜诊断

1. 通过EGD筛查发现的情况

　　1996年6月至2016年12月期间笔者所在医院诊治的十二指肠乳头部腺瘤和癌的详细情况如**表1**所示。

　　通过EGD筛查的发现率为：腺瘤79%（31/39），早期癌46%（6/13），晚期癌2%（1/63）。由此可知，腺瘤容易被发现，但癌很难被发现。

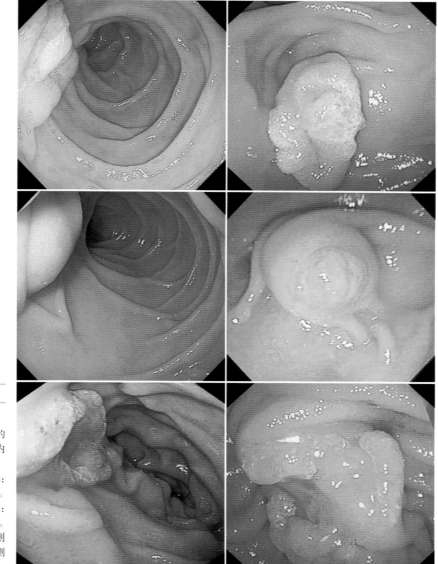

a	b
c	d
e	f

图2 通过直视镜观察到的十二指肠乳头部腺瘤和癌的内镜所见

a,b 颗粒状隆起（腺瘤）。a：直视镜图像；b：侧视镜图像。
c,d 口侧隆起肿大（癌）。c：直视镜图像；d：侧视镜图像。
e,f 开口部周围黏膜不规则（癌）。e：直视镜图像；f：侧视镜图像。

一般认为，这是因为腺瘤发生于大十二指肠乳头区（Ad），大多是整个乳头呈颗粒状变化，而癌发生于汇管区（Ac），易于深部浸润的病例较多[4]。但是，在乳头开口部完全未见变化的非暴露肿瘤型乳头部癌的比例低至 7%～12%[4、5]，很多乳头部癌在开口部周围伴有肿瘤性变化。因此，为了发现癌变，注意开口部周围的黏膜异常非常重要。

2. 直视镜所见和侧视镜所见之间的对比

显示直视镜和侧视镜（严格来讲是后斜视镜，但习惯上描述为侧视镜）的内镜表现图像对比。成为通过直视镜发现腺瘤或癌之契机的内镜所见有 3 种：①颗粒状隆起（**图2a**）；②口侧隆起肿大（**图2c**）；③开口部周围黏膜不规则（**图2e**）。虽然侧视镜由于不是高清的，画质较差，但可以正面观察乳头、确实能观察

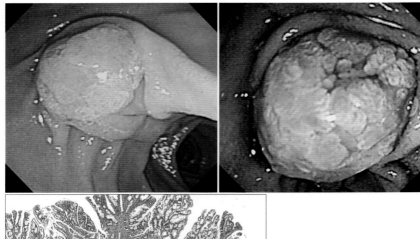

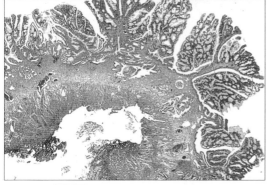

a	b
c	

图3 通过 EGD 筛查发现的十二指肠乳头部腺瘤
a 通过侧视镜观察的常规内镜图像。见有部分发红的白色颗粒状隆起。
b 靛胭脂染色图像。颗粒状隆起呈现大小不一。
c 内镜乳头切除术标本的病理组织学图像。为小肠型腺瘤。

到开口部周围黏膜是其优点（**图2b、d、f**）。通过直视镜观察到前述③的情况下，则应在当天或日后用侧视镜进行精确检查。

图3 所示为通过 EGD 筛查发现并施行内镜乳头切除术的小肠型腺瘤。此外，**图4** 是在早期胃癌内镜下黏膜下剥离术（endoscopic submucosal dissection，ESD）后，通过定期 EGD，以见有乳头开口部周围发红为契机发现的早期十二指肠乳头癌。

3. 通过内镜所见鉴别腺瘤与癌

一般腺瘤大多为白色，呈乳头状、分叶状或颗粒状；癌则为发红、易出血性，大多伴有糜烂、溃疡的形成[6]。但是，通过内镜所见难以鉴别腺瘤、腺瘤内癌和非浸润性癌[6]，颗粒的颜色和大小不一与其他消化道肿瘤相比时，不成为良恶性的鉴别依据。

另一方面，口侧隆起肿大多伴随着癌的深部浸润而发生，开口部周围的发红和凹陷的癌变也很常见。虽然对乳头部肿瘤的 NBI 放大观察的报告较少，但 Uchiyama 等[7] 报告，表面黏膜的无结构化和异常血管的出现是癌的特征性所见。

4. 需要鉴别的非肿瘤性疾病

1）乳头炎以及胃黏膜上皮化生

由于年龄增长、胃切除手术等原因在十二指肠乳头发生的慢性炎症，被称为乳头炎、乳头部狭窄或乳头肌功能不全（sphincter of Oddi dysfunction，SOD）等，但尚有很多不明之处[1]。在临床上问题是，由于胆汁淤积或胆管炎，在乳头部经常出现再生异型，这一点在与乳头部癌相鉴别方面非常必要。

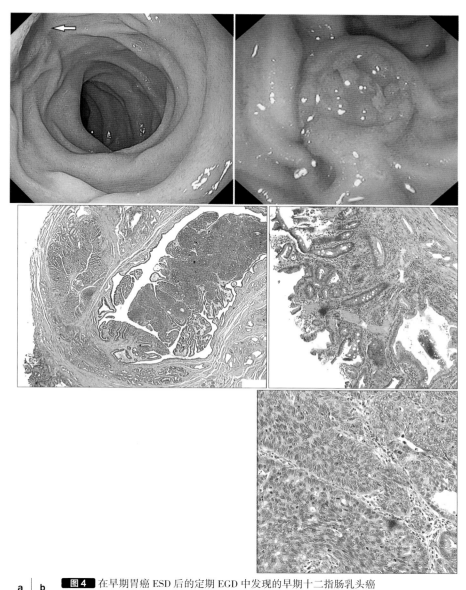

a	b
c	d
e	

图4 在早期胃癌 ESD 后的定期 EGD 中发现的早期十二指肠乳头癌

a 直视镜图像。虽无口侧隆起肿大，但见有开口部周围有发红、凹陷（白色箭头）。

b 侧视镜图像。在开口部周围见有发红的颗粒状隆起，通过活检诊断为腺癌。

c～e 胰头十二指肠切除术标本的病理组织学图像。表层为高分化腺癌（d），但深部表现为低分化腺癌（e），最终诊断为 Acd, 6 mm, tub1～por, pT1b（OD），ly1, v0, pN0, Stage lA。

在**图5**中显示在 EGD 筛查中可见乳头开口部发红（**图5a**）、通过活检疑为腺癌（**图5b**）的病例。由于通过 NBI 放大观察也不能否定癌的所见（**图5c、d**），所以施行了诊断性乳头切除术。虽然在乳头部见有纤维肌组织和附属腺

的增生，但认为是表层上皮发生胃黏膜上皮化生的非肿瘤性黏膜（**图5e、f**）。在十二指肠及乳头开口部常常发生胃黏膜上皮化生，而且在乳头部有时通过乳头炎引起再生异型。今后，希望查明乳头部的胃黏膜上皮化生的发生率与

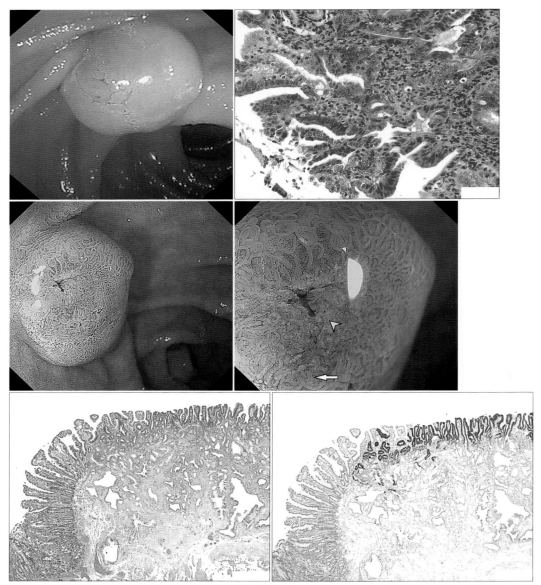

a	b
c	d
e	f

图5 伴随于需要与十二指肠乳头癌相鉴别的乳头炎的胃黏膜上皮化生

a 通过侧视镜观察的常规内镜图像。在乳头开口部见有浅红色凹陷处。

b 活检的病理组织学图像。以炎症细胞浸润为背景见有异型腺管的增生，疑似腺癌。

c NBI放大观察图像。发红凹陷处呈现与周围绒毛不同的黏膜结构。

d NBI放大观察图像。发红凹陷处黏膜结构模糊化（黄色箭头），观察到一部分黏膜上皮花纹（白色箭头）。

e 乳头切除术标本的病理组织学图像。在间质中见有纤维肌组织以及附属腺的增生，表层上皮为非肿瘤。

f 乳头切除术标本的病理组织学图像（MUC5AC染色）。表层上皮为MUC5AC阳性，诊断为胃黏膜上皮化生。

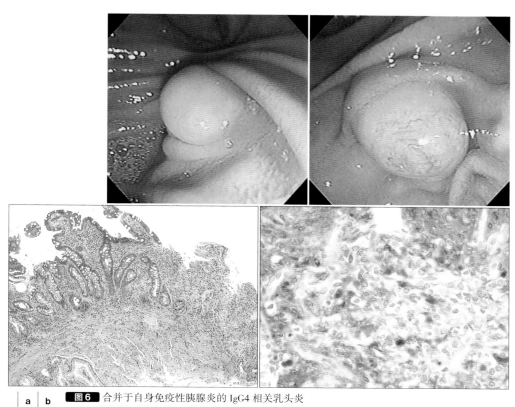

a	b
c	d

图6 合并于自身免疫性胰腺炎的 IgG4 相关乳头炎

a 通过侧视镜观察的常规内镜图像。可见副乳头肿大。
b 通过侧视镜观察的常规内镜图像。可见主乳头肿大、发红、血管扩张。
c,d 主乳头活检的病理组织学图像（c：HE 染色；d：IgG4 染色）。在乳头部可见 IgG4 阳性浆细胞高度浸润。

癌化之间的相关性。

2) IgG4 相关乳头炎

自身免疫性胰腺炎（autoimmune pancreatitis, AIP）中，常常可观察到伴 IgG4 阳性浆细胞浸润的主乳头肿大（**图6b ~ d**），被称为 IgG4 相关乳头炎[8]。虽然主乳头肿大被认为是胰头部炎症的波及所致，但有时也可观察到副乳头肿大（**图6a**）和十二指肠炎等[9]。在笔者所在科室诊治的有胰头部病变的 23 例 AIP 中，主乳头肿大的发生率为 61%（14/23），副乳头肿大为 29%（5/17），十二指肠炎为 26%（6/23）[9]。在笔者所在医院虽然没有以通过 EGD 筛查的乳头肿大为契机诊断出 AIP 和 IgG4 相关疾病的经验，但由于也有可观察到仅局限于十二指肠乳头部的

IgG4 相关乳头炎的报告[10]，因而有必要关注将 IgG4 相关乳头炎作为乳头肿大的鉴别疾病。

乳头部、副乳头部 NET/NEC 的内镜诊断

1. 通过 EGD 的发现情况

1996 年 6 月至 2016 年 12 月期间笔者所在医院诊治的 4 例乳头部 NET/NEC 和 2 例副乳头部 NET 的详细内容如**表2**所示。乳头部 NEC 以外的 5 例是通过 EGD 筛查被发现的。

2. 乳头部 NET/NEC 的临床特征

关于乳头部 NET/NEC，虽然从 1986 年到 2015 年期间约有 200 例的论文报告[11]，但会议论文集和重复病例很多，难以把握正确的病例

表2 笔者所在医院诊治的十二指肠乳头部 NET/NEC 和副乳头部 NET 的临床病理学特征（1996 年 6 月至 2016 年 12 月）

部位	年龄, 性别	症状	肿瘤	内镜所见	治疗	病理	淋巴结转移	肝转移	预后	其他
乳头部	30 多岁，女	无（EGD）	10mm	凹陷、血管扩张	EP	NET G1	无	无	14 年 无再发，生存	
乳头部	40 多岁，男	无（EGD）	12mm	凹陷、血管扩张	PD	NET G1	无	无	9 年 无再发，生存	合并 VRH 病
乳头部	80 多岁，女	无（EGD）	8mm	褪色 小颗粒状	无治疗	NET G1	无	无	4 年 生存	
乳头部	70 多岁，女	闭塞性黄疸	15mm	肿大、深度凹陷	TACE	NEC	无	有	4 个月 因原病死亡	
副乳头部	70 多岁，女	无（EGD）	10mm	肿大、白色颗粒状	PD	NET G1	有	无	11 年 无再发，因他病死亡	
副乳头部	50 多岁，男	无（EGD）	13mm	肿大、发红颗粒状	PD	NET G1	有	无	9 年 无再发，生存	

EGD：上消化道内镜检查（esophagogastroduodenoscopy）；EP：内镜乳头切开术（endoscopic papillectomy）；PD：胰头十二指肠切除术（pancreatoduodenectomy）；TACE：肝动脉化学栓塞疗法（transcatheter arterial chemoembolization）；NEC：神经内分泌癌（neuroendocrine carcinoma）；VRH 病：神经纤维瘤病（von Recklinghausen disease）

表3 十二指肠乳头部 NET/NEC 报告病例的临床特征

	英文报告病例[12] (n = 109)	日本报告病例[13] (n = 98)
年龄（平均）	21 ~ 86（58）岁	28 ~ 83（55）岁
性别（男：女）	76:29	59:39
症状		
腹痛	44（40%）	34（35%）
黄疸	66（61%）	18（18%）
无症状（检诊、EGD 等）	不明	28（29%）
合并神经纤维瘤病	30（28%）	不明
术前活检诊断	不明	44（45%）
肿瘤直径（平均）	5 ~ 60（23）mm	不明
淋巴结转移	26/95（27%）	29/65（45%）
肝转移	6/95（6%）	3/65（5%）
治疗		
胰头十二指肠切除术	82（75%）	76（78%）
外科局部切除	12（11%）	10（10%）
内镜乳头切除术	12（11%）	7（7%）
其他	3（3%）	5（5%）

数。在**表3**中总结了 De Palma 等[12] 的英文报告病例和本间等[13] 的日本报告病例。

在日本，乳头部 NET/NEC 的 29% 在 EGD 筛查中被发现；而在海外，作为并存疾病的神经纤维瘤病（von Recklinghausen disease）较多。NET 的内镜表现呈黄色，以在表面伴有血管扩张、凹陷等为特征；NEC 与 NET 相比，呈更深的凹陷和溃疡，淋巴结转移率高达 27% ~ 45%，肿瘤直径在 10mm 以上，推荐施行胰头十二指肠切除术（pancreatoduodenectomy，PD）。

图7 所示为在 EGD 筛查中发现并施行了内镜乳头切除术的十二指肠乳头部 NET G1 病例。虽然肿瘤直径为 10mm，但在内镜乳头切除术后 4 年，无复发仍在生存中。

图8 是因闭塞性黄疸而发病的十二指肠乳头部 NEC 病例。肿瘤直径为 15mm，诊断时见有多发肝转移。虽然施行了肝动脉化学栓塞疗法（transcatheter arterial chemoembolization，TACE），4 个月后患者因原病死亡。

3. 副乳头部 NET 的临床特征

据报告称，副乳头部高概率存在内分泌细胞团，易于发生 NET[14]。**表4** 对 1986—2015 年

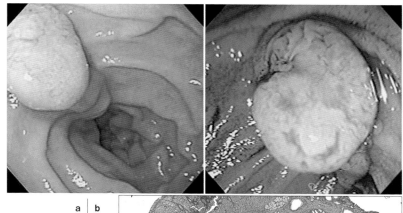

图7 在 EGD 筛查中发现的十二指肠乳头部 NET
a 直视镜图像。乳头整体肿大，表面结构不清晰。
b 通过侧视镜观察的靛胭脂染色图像。在表面伴有血管扩张和凹陷。
c 内镜乳头切除术标本的病理组织学图像。肿瘤为扩展到十二指肠黏膜及黏膜下层的 NET G1，直径为 10 mm，侧面断端、深部断端均为阴性。

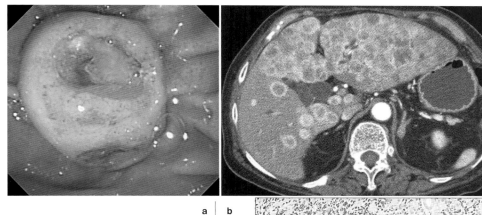

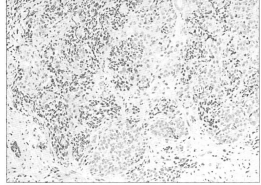

图8 因闭塞性黄疸发病的十二指肠乳头部 NEC
a 通过侧视镜观察的常规内镜图像。与 NET 相比呈更深的凹陷。
b 腹部造影 CT 片。见有多发肝转移。
c 活检的病理组织学图像（HE 染色）。核异型明显的小型肿瘤细胞呈囊泡状增殖。Ki-67-LI 高达 50%，诊断为 NEC。

表4 十二指肠副乳头部 NET 报告病例的临床特征

	英文报告病例 ($n = 18$)	日本报告病例 ($n = 23$)
年龄（平均）	35 ~ 80（55）岁	40 ~ 71（55）岁
性别（男：女）	9:9	12:11
症状		
腹痛	12（67%）	10（43%）
无症状（检诊、EGD 等）	6（33%）	13（57%）
合并神经纤维瘤病	4（22%）	4（17%）
合并胰腺分裂	7（39%）	5（22%）
生长抑素瘤	9（50%）	4（17%）
肿瘤直径（平均）	3 ~ 27（21）mm	4 ~ 15（14）mm
内镜所见（黄白色、凹陷、SMT 样）	14（78%）	20（87%）
淋巴结转移	6（33%）	16（70%）
肝转移	1（6%）	3（13%）
治疗		
胰头十二指肠切除术	9（50%）	21（91%）
局部切除	7（39%）	1（4%）
其他	2（11%）	1（4%）

SMT：黏膜下肿瘤（submucosal tumor）

期间英文报告的 18 例和日本报告的 23 例 [11] 进行了归纳。散见有乳头部 NEC 的报告，而未见副乳头部 NEC 的报告。

日本报告病例的 57% 是在 EGD 筛查中发现的，多数合并有神经纤维瘤病（von Recklinghausen disease）和胰腺分裂（pancreas divisum）等。用英文表达为生长抑素瘤（somatostatinoma）可见于报告中的半数病例。内镜多为黄白色，呈伴有凹陷的黏膜下肿瘤外观的病例较多，而在表面伴有血管扩张的病例较少。在观察到肿大而且黏膜面的颜色变化和凹凸不平时，需要进行精密检查和活检 [11]。

副乳头部 NET 的淋巴结转移率高达 33% ~70%，肿瘤直径在 10mm 以上的推荐施行 PD。作为副乳头部 NET 淋巴结转移率高的原因，我们推测是在副乳头部缺乏像固有肌层和 Oddi 括约肌样的屏障结构。

图9 所示为通过 EGD 筛查被发现并施行了 PD 的副乳头部 NET G1 病例。

副乳头部腺瘤、癌的内镜诊断

表5 中对 1986—2015 年期间报告的 9 例腺瘤、11 例癌 [15] 进行了归纳。通过 EGD 筛查发现的约占半数，作为并存疾病多为胰腺分裂。一般认为，这是因为在胰腺分裂患者中，胰液的排出路径变为副乳头部，因此，在早期阶段引起胰腺炎相关症状，容易被发现。合并家族性腺瘤样息肉病（familial adenomatous polyposis，FAP）的病例较少，仅有 2 例，但 FAP 患者在整个十二指肠多发瘤的病例中占比较多，也许是由于副乳头部识别困难所致。

腺瘤直径平均为 17mm，内镜所见呈正色至白色、广基性、小扁平状至乳头状隆起。另一方面，癌的平均直径为 19mm，内镜所见呈乳头状

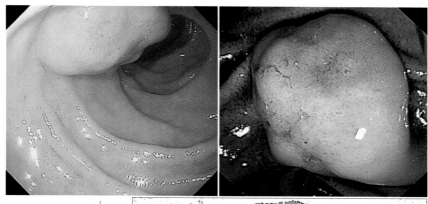

a	b
	c

图9 通过 EGD 筛查发现的十二指肠副乳头部 NET
a 直视镜图像。见有副乳头肿大、发红。
b 通过侧视镜观察的靛胭脂染色图像。见有表面凹凸不平和黏膜不规则表现。
c 胰头十二指肠切除术标本的病理组织学图像。肿瘤是存在于从十二指肠黏膜深层到黏膜下层的 13 mm 的 NET G1，见有 17 号淋巴结转移。

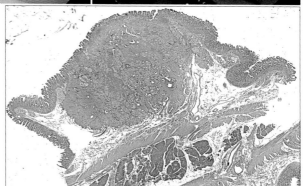

表5 十二指肠副乳头部腺瘤、癌报告病例的临床特征

	腺瘤 （*n* = 9）	癌 （*n* = 11）
年龄 （平均）	47 ~ 76 （59） 岁	51 ~ 81 （70） 岁
性别 （男∶女）	5∶4	8∶3
症状		
腹痛等	4 （44%）	7 （64%）
无症状 （检诊、EGD 等）	5 （56%）	4 （36%）
合并 FAP	2 （22%）	0 （0%）
合并胰腺分裂	5 （56%）	4 （36%）
肿瘤直径 （平均）	16 ~ 18 （17） mm	8 ~ 50 （19） mm
内镜所见	白色、广基性、乳头状	乳头状至结节状不规则隆起
深度 （M 至 SM∶MP 或更深层）		4∶6 （不明 1）
淋巴结转移、肝转移		0 （0%）
治疗		
胰头十二指肠切除术	2 （22%）	11 （100%）
外科局部切除	1 （11%）	0 （0%）
息肉切除、EMR	6 （67%）	0 （0%）
其他		
同时性乳头部癌	1 例	2 例
同时性乳头部腺瘤	3 例	
腺瘤内癌		1 例

EGD：上消化道内镜检查 （esophagogastroduodenoscopy）；EMR：内镜下黏膜切除术 （endoscopic mucosal resection）；FAP：家族性腺瘤样息肉病 （familial adenomatous polyposis）

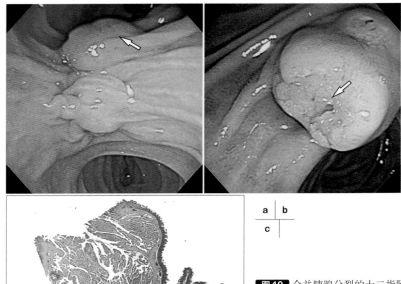

图10 合并胰腺分裂的十二指肠副乳头癌
a 通过侧视镜观察的常规内镜图像。在位于主乳头的口侧的副乳头见有肿大（白色箭头）。
b 靛胭脂染色图像。副乳头肿大，见有表面凹陷和被认为是胰管的开口部（白色箭头）。
c 胰头十二指肠切除术标本的病理组织学图像。以从胰管连接到副乳头的导管为中心，见有乳头状增生的 10 mm 的乳头状腺癌。

至结节状不规则隆起直到 2 型肿瘤，与通常的消化道癌相同。腺瘤内癌只有 1 例，提示在胚胎学上腺瘤－癌序列（adenoma–carcinoma sequence）的病例很少。因为有同时发现有乳头部癌或乳头部腺瘤的病例，所以也推测有基因发生变异的可能性。

图 10 所示为合并胰腺分裂的副乳头癌病例。

结语

本文就十二指肠乳头部以及副乳头部病变，以肿瘤性病变为中心进行解说。虽然是低发生率的肿瘤，但通过早期发现可以进行微创治疗，是可以期待良好预后的疾病。如果能使更多的内镜医生关注乳头部、副乳头部并施行 EGD 筛查，则不胜荣幸。

参考文献

[1] 長谷部修，越知泰英，原悦雄，他．乳頭部腫瘍．消内視鏡 22：1909-1918，2010

[2] 森川宗一郎，安田健治朗，田中聖人，他．スクリーニング内視鏡検査における十二指腸乳頭部および副乳頭部病変の観察．消内視鏡 21：1537-1544，2009

[3] 小山恒男，高橋亜紀子，依光展和．十二指腸上皮性腫瘍の内視鏡診断．内視鏡的スクリーニングと通常観察─私はこうしている．胃と腸 51：1536-1542，2016

[4] 山野三紀，渡辺英伸，黒崎亮，他．十二指腸乳頭部腫瘍の病理．消画像 3：159-171，2001

[5] 大高雅彦，須田耕一，信川文誠，他．肉眼型からみた十二指腸乳頭部癌の深達度と進展様式．胆道 12：149-156，1998

[6] 本定三季，辻修二郎，祖父尼淳，他．十二指腸乳頭部癌─現状の問題点と今後の展望：内視鏡時に肉眼的に癌を疑うべき病変はどのようなものか？ 胆と膵 38：625-629，2017

[7] Uchiyama Y, Imazu H, Kakutani H, et al. New approach to diagnosing ampullary tumors by magnifying endoscopy combined with a narrow–band imaging system. J Gastroenterol 41：483-490, 2006

[8] 村木崇，新倉則和，浜野英明．乳頭部および副乳頭部病

変 IgG4 関連十二指腸乳頭炎. 消内視鏡　24：1816–1817, 2012

[9] 長谷部修, 越知泰英, 伊藤哲也, 他. 自己免疫性膵炎における乳頭部腫大は膵炎波及か?　膵臓　28：438, 2013

[10] Hisa T, Ohkubo H, Shiozawa S, et al. Lymphoplasmacytic granuloma localized to the ampulla of Vater: an ampullary lesion of IgG4–related systemic disease? Gastrointest Endosc 68：1229–1232, 2008

[11] 長谷部修, 越知泰英, 原悦雄, 他. 十二指腸乳頭部・副乳頭部 NET/NEC の診断. 消内視鏡　28：1834–1840, 2016

[12] De Palma GD, Masone S, Siciliano S, et al. Endocrine carcinoma of the major papilla: report of two cases and review of the literature. Surg Oncol　19：235–242, 2010

[13] 本間直之, 八戸茂美, 遠藤昭博, 他. 上部消化管内視鏡検査を契機に発見, 術前診断された Vater 乳頭部カルチノイドの1例. Gastroenterol Endosc　51：1437–1442, 2009

[14] Noda Y, Watanabe H, Iwafuchi M, et al. Carcinoids and endocrine cell micronests of the minor and major duodenal papillae. Their incidence and characteristics. Cancer　70：1825–1833, 1992

[15] 長谷部修, 越知泰英, 原悦雄, 他. 副乳頭部腫瘍の臨床. 胆と膵　36：1257–1266, 2015

Summary

The Lesions of Major and Minor Duodenal Papilla

Osamu Hasebe[1], Etsuo Hara,
Yasuhide Ochi, Ayako Seki,
Shinsuke Sakurai, Hiroyuki Kitabatake,
Hiromi Saito, Daichi Hara,
Satoko Kako, Yukiko Kusama[2]

Of all pancreaticobiliary cancers, the tumor of the major and minor duodenal papilla is the only cancer that can be detected via routine upper gastrointestinal endoscopy. As part of the ampullary tumor is subject to endoscopic resection, early detection is imperative. Additionally, in screening using forward-viewing endoscopy, it is essential to focus on granular changes in the papilla, enlargement of the longitudinal fold, and mucosal irregularity around the papillary orifice. Furthermore, both the major and minor papilla are the preferred sites for NETs (neuroendocrine tumors). As NET exhibits a high rate of lymph node metastasis compared with other sites; it is significant for early detection by screening examination like adenoma and cancer.

[1] Department of Gastroenterology, Nagano Municipal Hospital, Nagano, Japan
[2] Department of Pathology, Nagano Municipal Hospital, Nagano, Japan

可时相性观察的碳酸镧所致的十二指肠病变 1 例

八板 弘树[1]

藏原 晃一

大城 由美[2]

浦冈 尚平[1]

平田 敬

吉田 雄一朗

和智 博信

松场 瞳

摘要●患者是 40 多岁的女性，曾因患胃溃疡而进行幽门螺杆菌除菌，采取腹膜透析手段治疗由 1 型糖尿病肾病综合征引起的晚期肾功能衰竭，从同一时期开始服用碳酸镧。在开始服用碳酸镧第 21 个月的上消化道内镜检查中，在胃、十二指肠可见白色微小颗粒状黏膜，胃的萎缩边界变得模糊。在开始服用碳酸镧的第 32 个月，整个胃部均可见白色微小颗粒，一部分聚集在一起呈斑状、环状，呈裂纹样的黏膜花纹。十二指肠的异常所见也变得明显。在十二指肠降部 Kerckring 皱襞的嵴上见有明显的异常变化。在 NBI 联用放大观察所见中，窝间部的白色变化清晰可见，能看到上皮正下方的毛细血管。在从白色颗粒状黏膜取样进行的活检中，发现在黏膜内含有淡褐色至嗜酸性物质的组织细胞的集簇。根据以上所见，诊断为与碳酸镧有关的十二指肠病变。

■关键词■ 碳酸镧　慢性肾病　十二指肠病变　白色微小颗粒　NBI 放大观察

[1] 松山赤十字病院胃肠センター　〒790–8524 松山市文京町 1
　　E–mail：hyaita@matsuyama.jrc.or.jp
[2] 同　病理诊断科

前言

　　碳酸镧是广泛用于治疗慢性肾病患者的高磷血症的药物。患者对碳酸镧容易接受，严重的副作用很少，但近年来有碳酸镧沉积于消化道的零散报告[1-14]。本次笔者诊治了 1 例可时相性观察由碳酸镧引起的胃、十二指肠病变的病例。本文对该病例进行分析，并以十二指肠病变为中心进行报告。

病例

　　患者：40 多岁，女性。

　　主诉：无。

　　既往史：10～15 岁时患有 1 型糖尿病，35～40 岁时患有胃溃疡。

　　家族史：无特殊事项

　　个人史：无吸烟、饮酒嗜好。

　　现病史：在 35～40 岁时查出胃溃疡，接受幽门螺杆菌除菌疗法。在患胃溃疡的同时期采取腹膜透析治疗因 1 型糖尿病肾病综合征引起的晚期肾功能衰竭。从该时期起开始服用碳酸镧（1500mg/d）治疗高磷血症。虽无消化系统症状，但为观察幽门螺杆菌除菌疗法的后续疗效，被介绍到笔者所在科室接受上消化道内镜检查（esophagogastroduodenoscopy，EGD）。

　　体格检查：身高 158cm，体重 70.5kg，血压 138 / 78mmHg（1mmHg=133.32Pa），脉搏 80 次 / min。腹部平坦、柔软，无压痛及自发痛。

EGD 所见：在此报告的也包括诊断胃溃疡时和以幽门螺杆菌除菌后的随访为目的所进行的 EGD 所见（第一次至第三次）。

第一次 EGD 所见（幽门螺杆菌除菌前，服用碳酸镧前）：在胃角小弯可见开放性溃疡（**图 1**）。

第二次 EGD 所见（幽门螺杆菌除菌后，开始服用碳酸镧第 4 个月）：胃角小弯的溃疡发生瘢痕化，背景胃黏膜见有木村·竹本分类 C2 程度的萎缩性变化（**图 2a**）。除此之外未见其他异常（**图 2b**）。

第三次 EGD 所见（开始服用碳酸镧第 21

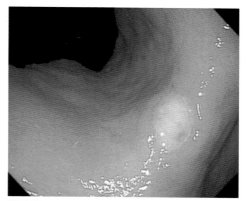

图1 第一次 EGD 所见（幽门螺杆菌除菌前，服用碳酸镧前）。在胃角小弯见有开放性溃疡

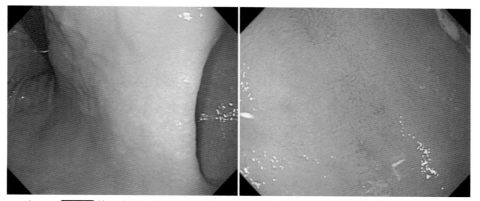

a | b　**图2** 第二次 EGD 所见（幽门螺杆菌除菌后，开始服用碳酸镧第 4 个月）
胃角小弯的溃疡发生瘢痕化，背景胃黏膜见有木村·竹本分类 C2 程度的萎缩性变化（**a**）。除此之外，包括十二指肠在内未见其他异常（**b**）。

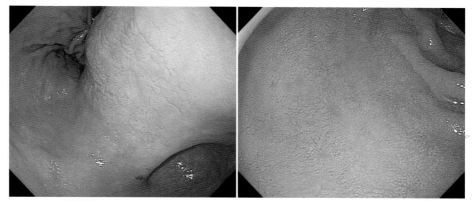

a | b　**图3** 第三次 EGD 所见（开始服用碳酸镧第 21 个月）
在胃体后壁和胃小弯中心处见有白色微小颗粒，萎缩边界变得模糊（**a**），十二指肠球部的绒毛也变白（**b**）。

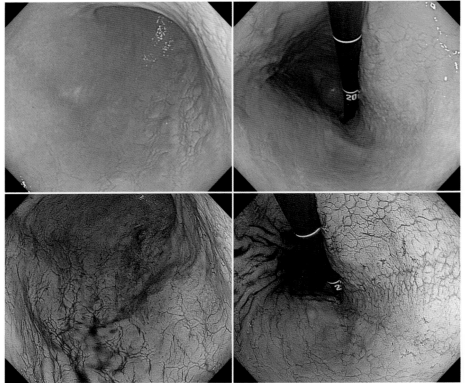

a	b
c	d

图 4 胃的 EGD 所见（开始服用碳酸镧第 32 个月）
胃的白色颗粒状黏膜与上次 EGD 相比变得明显，一部分聚集在一起呈斑状、环状（**a,b**），
特别是在十二指肠降部 Kerckring 皱襞的嵴上明显可见该现象（**c,d**）。

个月）：在胃体后壁和胃小弯中心处见有白色微小颗粒，萎缩边界变模糊（**图 3a**），十二指肠球部的绒毛也变白（**图 3b**）。

本次 EGD 所见（开始服用碳酸镧第 32 个月）：胃的白色颗粒状黏膜与前次检查时相比变明显，一部分聚集在一起呈斑状、环状（**图 4a、b**），呈裂纹样的黏膜花纹，尤其是在病变明显的部位黏膜肥厚（**图 4c、d**）。

并且，在十二指肠球部、降部的白化绒毛可见浓淡差别（**图 5a、b**），特别是在十二指肠降部 Kerckring 皱襞的嵴上明显可见该现象（**图 5c、d**）。

窄带成像（narrow band imaging，NBI）联用放大观察所见（开始服用碳酸镧第 32 个月）：胃体的腺窝边缘上皮呈椭圆形至弧形。窝间处的白色变化变得清晰，可观察到上皮下毛细血管（**图 6**）。

而且，即使在十二指肠降部绒毛的窝间处的白色变化也被增强，可辨识绒毛上皮正下方的血管（**图 7**）。

本次内镜检查时的活检病理组织学所见（开始服用碳酸镧第 32 个月）：从胃前庭大弯、胃中部大弯和胃中部小弯的白色微小颗粒状黏膜及十二指肠降部的 Kerckring 皱襞上取样进行活检。在胃（**图 8a**）、十二指肠（**图 8b**）的活检病理组织学图像中，均见有慢性炎性细胞浸润，同时在黏膜内可见含浅褐色至嗜酸性物质的组织细胞集簇呈弥漫性、散在性分布。并且，在第二次 EGD 检查时从胃溃疡瘢痕取样，第三次 EGD 检查时从胃前庭后壁、十二指肠球部、十二指肠降部的白色颗粒状黏膜取样进行活检，重新审视时得到相同的观察结果。

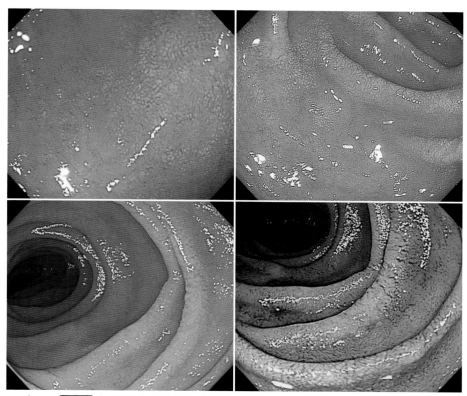

|a|b|
|c|d|

图5 十二指肠的 EGD 所见（开始服用碳酸镧第 32 个月）

十二指肠球部、降部的白色化绒毛可见有浓淡差别（**a,b**），特别是在十二指肠降部 Kerckring 皱襞的嵴上明显可见该现象（**c,d**）。

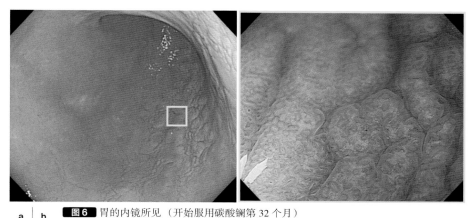

|a|b|

图6 胃的内镜所见（开始服用碳酸镧第 32 个月）

a 胃体下部的常规内镜图像。

b a 中黄框内的 NBI 联用放大观察图像。胃体的腺窝边缘上皮呈椭圆形至弧形。窝间的白色变化更加明显，可以辨识上皮下的毛细血管。

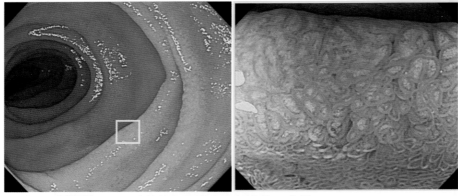

a | b

图7 十二指肠内镜所见（开始服用碳酸镧第 32 个月）

a 十二指肠降部常规内镜图像。

b a 中黄框内的 NBI 联用放大观察图像。十二指肠降部绒毛的窝间的白色变化也更加明显，可以辨识绒毛上皮正下方的血管。

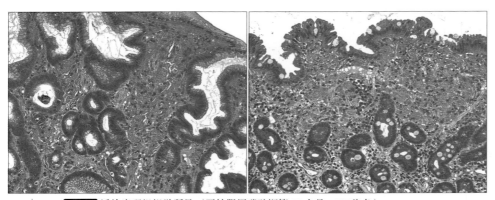

a | b

图8 活检病理组织学所见（开始服用碳酸镧第 32 个月，HE 染色）

在胃（**a**）、十二指肠（**b**）的活检病理组织学图像中，均见有慢性炎性细胞浸润，同时在黏膜内见有含浅褐色至嗜酸性物质的组织细胞的集簇呈弥漫性、散在性分布。

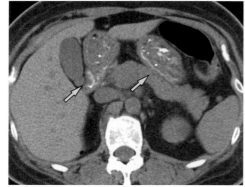

图9 腹部单纯 CT 所见（开始服用碳酸镧第 46 个月），在胃体、十二指肠球部的壁内见有被认为是镧沉积的高密度区

虽然未通过扫描电子显微镜对组织细胞内的物质进行分析，但根据上述所见诊断为镧沉积病。而且，在日后施行的腹部单纯 CT（开始服用碳酸镧第 46 个月）中，在胃体、十二指肠球部的壁内可见被认为是镧沉积的高密度区（**图9**）。

讨论

由于从消化道中吸收的碳酸镧量极少，其几乎都通过胆汁被排泄到粪便中[15]，所以认为碳酸镧即使是长期服用也很安全。另一方面，在 2015 年首次报道镧沉积引起的胃病变以后，人们开始知道由于服用碳酸镧在上消化道呈现出特征性的所见[1-14]。关于胃的内镜下所见，之前报告中出现包括"息肉""糜烂[6]""溃疡[5]"等在内的各种各样的所见，而最近"沿着胃黏膜褶皱的白色肥厚""环状的白色肥厚"[2]这样的以白色微小颗粒状黏膜为特征的报告很多。一般认为，这种白色颗粒状所见反映吞噬了碳酸镧的组织细胞的集群[1,16]。而且，对于细微的病变，NBI联用放大观察对于发现病变是有作用的[13]。即使本病例，进行NBI联用放大观察时，窝间的白色变化也清晰可见。并且，可辨识与黄色瘤同样变白的窝间的上皮下毛细血管，可以理解是黏膜上皮下的病变。通过这种所见，或可与黏膜白色不透明物质（white opaque substance，WOS）相鉴别。没有报告显示局部病变与服用碳酸镧的量和时间之间有关联，未见固定的趋势。关于与幽门螺杆菌感染之间的关系，虽然有胃黏膜萎缩和肠上皮化生可能与镧沉积有关的报告[3]，但也有在未感染幽门螺杆菌的胃部发生镧沉积的报告[14]。尽管幽门螺杆菌感染的有无与镧沉积发病率之间的关系尚不明确，但认为镧沉积的发生可能与幽门螺杆菌感染无关。

关于十二指肠病变，与胃病变类似，以白色颗粒状所见为特征[8,13]。另一方面，岩室等[13]报告，在见有胃病变的10例镧沉积病患者中，有3例见有十二指肠病变，提示与胃病变相比，十二指肠病变的发生率可能较低。此外，虽然没有关于十二指肠病变的NBI放大观察的报告病例，但在本病例中，与胃病变同样，绒毛的窝间的白化被增强，可辨识绒毛上皮正下方的血管。通过这种所见，在十二指肠或许也可以与WOS相鉴别，但在与呈现弥漫性白色绒毛的淋巴管扩张症和粪类圆线虫病、AA型淀粉样变性、惠普尔病[17]相鉴别时，有必要根据病理学所见进行鉴别。

表1所示为2015年1月至2017年12月期间在笔者所在科室施行EGD、内镜下观察到白色颗粒状、在胃及十二指肠的活检中可评估有无镧沉积的38例服用碳酸镧病例（包括本病例）。病理组织学检查发现：胃病变在38例中有29

表1 所诊治的38例病例的内镜所见和碳酸镧平均内服总量

白色颗粒状样态		病例数（%）	平均服用碳酸镧总量（g）
胃	十二指肠		
（-）	（-）	9（23.7%）	853
（+）	（-）	15（39.5%）	1343
（+）	（+）	14（36.8%）	3153
（-）	（+）	0	—

例（76.3%），十二指肠病变有14例（36.8%）；有十二指肠病变的14例均并存胃病变；未见只有十二指肠病变的病例。而且，就①在胃和十二指肠两者均未见病变的9例、②只见有胃病变的15例、③在胃和十二指肠两者均见有病变的14例比较平均服用碳酸镧的总量时，依次是③3153g、②1343g、①853g的顺序，服用总量之间有显著性差异（P < 0.001）。也就是说，认为镧沉积的所见依赖于碳酸镧服用总量，先出现胃病变后，再出现十二指肠病变。并且，在十二指肠降部可见病变的6例，在Kerckring皱襞的嵴上均显著见有白色颗粒状所见。在本病例中，也能看到这种趋势，或许对鉴别呈弥漫性白色绒毛的其他疾病有所帮助。

浪江等[2]指出，当长期服用碳酸镧时，向消化道黏膜的镧沉积量可能增加。本病例也随着碳酸镧的长期服用，内镜下的白色微小颗粒状黏膜所见变得明显。而且，在开始服用碳酸镧第4个月虽不能判定黏膜变白，但在对胃体下部溃疡瘢痕的活检中见有镧沉积。总之，认为从服用碳酸镧的早期就发生镧沉积，其后才变得能够辨识黏膜的白化。另一方面，关于在消化道黏膜发生镧沉积的病理学意义不明之处尚多，在观察到镧沉积时是否应终止服用碳酸镧尚无定论。而且，关于终止服用碳酸镧的后续研究，确认镧沉积的病例，即使终止服用碳酸镧8个月，也有在内镜下和活检中所见不变的报告[2]；也有在消化道黏膜上沉积的镧可能会通过淋巴流被消除的报告[7]。由此可见，关于镧沉积病的发病率、病理学意义、发病过程等不明之处尚有很多，认为今后仍有必要进行病例的积累和研究。

结语

报告了 1 例可以经时相性观察的碳酸镧相关的胃、十二指肠病变病例。十二指肠病变与胃病变类似，呈现白色颗粒状所见，随着碳酸镧服用的继续变得更加明显，在 Kerckring 皱襞的嵴上可见有明显变化的趋势。

参考文献

[1] 渡邉秀紀，杉山いずみ，土屋豊一，他. 炭酸ランタンによる胃粘膜病変の 2 例. 胃と腸 51：1473-1477, 2016

[2] 浪江智，浜辺定徳，川冨正治，他. 炭酸ランタン服用患者の胃粘膜へのランタン沈着の検討. 日透析医学会誌 48：169-177, 2015

[3] Tonooka A, Uda S, Tanaka H, et al. Possibility of lanthanum absorption in the stomach. Clin Kidney J 8：572-575, 2015

[4] Makino M, Kawaguchi K, Shimojo H, et al. Extensive lanthanum deposition in the gastric mucosa：the first histopathological report. Pathol Int 65：33-37, 2015

[5] Rothenberg ME, Araya H, Longacre TA, et al. Lanthanum-induced gastrointestinal histiocytosis. ACG Case Rep J 2：187-189, 2015

[6] Haratake J, Yasunaga C, Ootani A, et al. Peculiar histiocytic lesions with massive lanthanum deposition in dialysis patients treated with lanthanum carbonate. Am J Surg Pathol 39：767-771, 2015

[7] Yabuki K, Shiba E, Harada H, et al. Lanthanum deposition in the gastrointestinal mucosa and regional lymph nodes in dialysis patients：Analysis of surgically excised specimens and review of the literature. Pathol Res Pract 212：919-926, 2016

[8] Iwamuro M, Tanaka T, Urata H, et al. Lanthanum phosphate deposition in the duodenum. Gastrointest Endosc 85：1103-1104, 2017

[9] Goto K, Ogawa K. Lanthanum deposition is frequently observed in the gastric mucosa of dialysis patients with lanthanum carbonate therapy：a clinicopathologic study of 13 cases, including 1 Case of lanthanum granuloma in the colon and 2 nongranulomatous gastric cases. Int J Surg Pathol 24：89-92, 2016

[10] Iwamuro M, Sakae H, Okada H. White gastric mucosa in a dialysis patient. Gastroenterology 150：322-323, 2016

[11] Yasunaga C, Haratake J, Ohtani A. Specific accumulation of lanthanum carbonate in the gastric mucosal histiocytes in a dialysis patient. Ther Apher Dial 19：622-624, 2015

[12] 岩室雅也，神﨑洋光，田中健大，他. 胃粘膜にリン酸ランタン沈着を認めた慢性腎不全患者の 1 例. 日消誌 113：1216-1222, 2016

[13] 岩室雅也，神﨑洋光，川野誠司，他. 胃・十二指腸粘膜へのランタン沈着症における内視鏡像の検討. Gastroenterol Endosc 59：1428-1434, 2017

[14] Iwamuro M, Urata H, Tanaka T, et al. Lanthanum deposition in the stomach in the absence of *Helicobacter pylori* infection. Intern Med 57：801-806, 2018

[15] 志内敏郎. 透析患者・腎不全患者の合併症を防ぐ薬物療法—リン吸着薬. 調剤と情報 21：1336-1343, 2015

[16] 池田圭祐，岩下明德，田邉寛，他. 薬剤関連消化管病変の病理学的特徴と鑑別. 胃と腸 51：415-423, 2016

[17] 蔵原晃一，川崎啓祐，長末智寛，他. Whipple 病. 胃と腸 53：489-495, 2018

Summary

Change in Status of the Duodenal Lesions Caused by Lanthanum Carbonate

Hiroki Yaita[1], Koichi Kurahara, Yumi Oshiro[2], Shohei Uraoka1）, Takashi Hirata, Yuichiro Yoshida, Hiroshi Wachi, Hitomi Matsuba

A 40-year-old asymptomatic woman was referred to our department for an EGD（esophagogastroduodenoscopy）. She had a history of *H. pylori*（*Helicobacter pylori*）eradication due to gastric ulcer. She began taking lanthanum carbonate orally after the introduction of peritoneal dialysis for end-stage chronic kidney disease resulting from diabetic nephropathy. Twenty-one months after beginning lanthanum carbonate, EGD showed white granular mucosa in both the stomach and duodenum. At 32 months, the endoscopic findings were more obvious, and the white granular mucosa stood out on the Kerckring's folds of the duodenal descending portion. Biopsy of the white granular mucosa showed the deposition of fine, amorphous, eosinophilic material and histiocytic accumulation. She was diagnosed with gastroduodenal lesions in relation to lanthanum carbonate.

[1]Division of Gastroenterology, Matsuyama Red-cross Hospital, Matsuyama, Japan

[2]Department of Pathology, Matsuyama Red-cross Hospital, Matsuyama, Japan

主题病例

小肠淋巴管扩张症1例

——以十二指肠病变为中心

镰野 俊彰[1]

大宫 直木

摘要●患者50多岁，男性。主诉下肢水肿，接受附近诊所的诊查，通过血液检查确诊为低蛋白血症，由于通过各种检查仍原因不明而被介绍到笔者所在科室。通过上消化道内镜检查和双气囊肠镜检查，从十二指肠降部到空肠见有弥漫性白色绒毛和弥散的白色斑点。在活检组织病理片中见有明显的淋巴管扩张，诊断为小肠淋巴管扩张症。在内镜检查中观察到从绒毛渗漏出乳糜，可以直接观察到淋巴漏出，结合其他内镜检查影像，认为这是对于小肠淋巴管扩张症的诊断十分有用的内镜表现。

■ 关键词 ■ **小肠淋巴管扩张症** **蛋白丢失性肠病**

[1] 藤田医科大学消化管内科 〒470-1192 豊明市沓掛町田楽ヶ窪1-98
E-mail : tkamano@fujita-hu.ac.jp

前言

小肠淋巴管扩张症是一种小肠淋巴循环受阻使小肠淋巴管内的压力增加而扩张，导致蛋白质渗漏的疾病[1]。小肠淋巴管扩张症是引起蛋白丢失性肠病的主要疾病之一。对于蛋白丢失性肠病，重要的是通过粪便α1抗胰蛋白酶清除率测定和^{99m}Tc人血白蛋白（^{99m}Tc-HSA）闪烁显像来确认蛋白质渗漏，并检查诸如小肠淋巴管扩张症等致病性疾病。

病例

患者：50多岁，男性。

主诉：下肢水肿。

既往史：4年前，因双侧腹股沟疝气接受了手术，并被指出有乳糜性腹水。10多年前因下肢水肿和低蛋白血症也接受过严格检查，但病因不明。

家族史：无。

现病史：便潜血阳性，曾进行过上消化道内镜检查（esophagogastroduodenoscopy，EGD）和结肠镜检查，未发现引起主诉原因的病变。结肠镜检查显示，在肠道外有乳糜状腹水。在血液检查中可见低蛋白血症，并因下肢水肿明显，被附近诊所介绍到笔者所在科室接受诊察。

内服史：无。

嗜好史：吸烟（每天20支×30年），约从3年前戒烟。饮酒情况为每日1听罐装啤酒和1杯烧酒。

入院时情况：身高169 cm，体重66kg，体重指数（BMI）23.1，体温36.0℃，腹部膨胀，软，无压痛，从双侧小腿到足背有明显水肿。排便2次/d，为泥状～有形便。

入院时血液检查（**表1**）：TP 4.3g/dL 和 Alb 2.4g/dL 显示低蛋白血症和低白蛋白血症。除见有淋巴细胞计数降低外，IgG、IgA 和 IgM 等免疫球蛋白均为低值。

胸腹部CT：在左腹部，观察到小肠扩张和

表1 入院时血液检查结果

血常规		肿瘤标志物		Cl	111mmol/L
WBC	$4.5 \times 103/\mu L$	CEA	0.5＞ng/mL	BUN	11.4mg/dL
Seg	72%	CA19-9	2.0＞U/mL	Cr	0.93mg/dL
Lym	16%	IL-2R	483U/mL	LDH	131U/L
Mono	7%	生化检查		γ-GTP	12U/L
RBC	$531 \times 10^4/\mu L$	T.Bil	0.5mg/dL	Ch.E	385U/L
Hb	15.3g/dL	GOT	17U/L	CRP	0.10mg/dL
Ht	45.0%	GPT	18U/L	IgG	313mg/dL
MCV	85fl	TP	4.3g/dL	IgA	80mg/dL
MCH	28.8pg	Alb	2.4g/dL	IgM	28mg/dL
MCHC	34.0%	Na	144mmol/L		
Plt	$22.9 \times 10^4/\mu L$	K	3.9mmol/L		

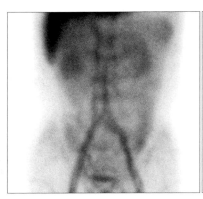
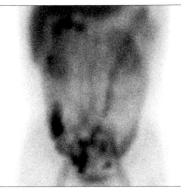

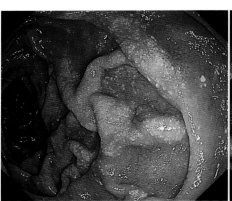
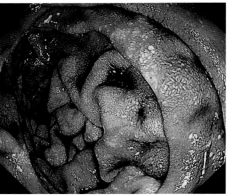

图1 ^{99m}Tc-HSA 闪烁显像
a：6h 后；**b**：24h 后。见有向小肠的集聚（**a**），以及向回肠末端、升结肠方向的集聚和迁移（**b**）。

图2 上消化道内镜检查（EGD）图像
a 十二指肠降部的常规内镜图像。
b a 的靛胭脂染色图像。白色绒毛在十二指肠降部见有伴糜烂的白色绒毛和散布的白色斑点。

肠系膜脂肪组织浓度增加。未见腹膜后不透明和明显的肿块形成，也未见淋巴结肿大。无胸腔积液，无腹水。

粪便中的 α1 抗胰蛋白酶清除率结果：高达 140mL/d（正常值：＜13mL/d）。

^{99m}Tc-HSA 闪烁显像所见（**图1**）：可见向小肠的集聚，以及向回肠末端和升结肠的集聚性移动。

EGD 所见：在十二指肠降部见有伴糜烂的白色绒毛和弥散性白点（**图2**）。从一部分黏膜

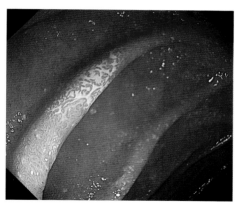

图3 上消化道内镜检查（EGD）图像

见有乳糜的漏出。

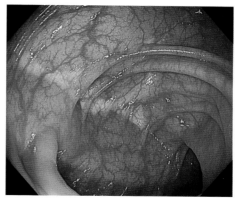

图4 结肠镜图像

在整个大肠均见有黄白色透明的黏膜，怀疑是乳糜性腹水或滞留乳糜的肠系膜。

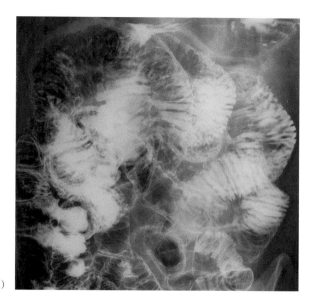

图5 小肠 X 线造影图像（双重造影）

中有乳糜漏出（**图3**）。

结肠内镜下所见：在回肠末端与大肠未见异常表现。在大肠处到处都见有黄白色透明的黏膜，怀疑是乳糜性腹水或滞留乳糜的肠系膜（**图4**）。

小肠 X 线造影所见：通过管饲法给予钡餐。见有 Kerckring 皱襞肥厚（**图5**）。

小肠胶囊内镜（capsule endoscopy，CE）所见：以空肠为中心见有伴弥散性糜烂的白色绒毛（**图6**）。空肠越向肛门侧，白色绒毛越少，在回肠未见空肠中见有的白色绒毛。

经口双气囊小肠镜检查（double baloon enteroscopy，DBE）所见：在空肠上段见有弥漫性白色绒毛（**图7**）。与上述 EGD 所见同样，见有乳糜渗漏，在水浸下见有乳白色水样白浊（**图8**）。

活检病理组织学所见：十二指肠黏膜见有轻度慢性炎性细胞浸润和 D2-40 阳性的淋巴管扩张（**图9**）。小肠黏膜见有大量 D2-40 阳性的淋巴管扩张（**图10**）。

病程经过：除低蛋白血症、低白蛋白血症以外，通过粪便中 α1 抗胰蛋白酶清除率和

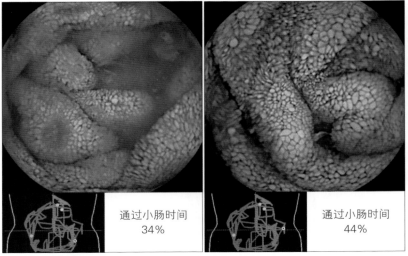

a	b

图6 小肠胶囊内镜（CE）图像

a 伴有糜烂的白色绒毛。

b 白色绒毛。

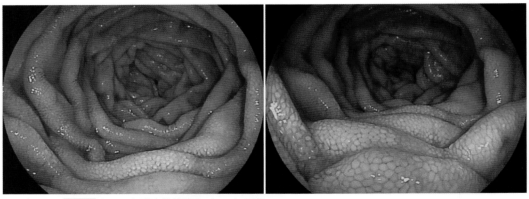

a	b

图7 经口双气囊小肠镜检查（DBE）图像

a 空肠上段的常规内镜图像。

b a的近距图像。在空肠上段见有弥漫性白色绒毛。

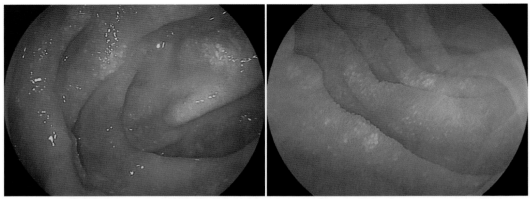

a	b

图8 经口双气囊小肠镜检查（DBE）图像

a 与EGD时同样，见有白色乳糜漏出。

b 在水浸下见有乳白色水样白浊。

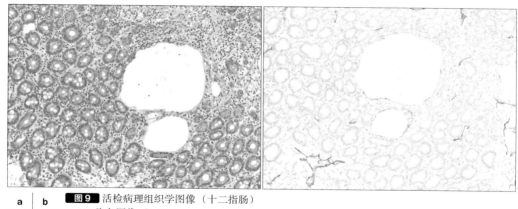

a | b　**图9** 活检病理组织学图像（十二指肠）
　a HE 染色图像（×100）。
　b D2–40 图像（×100）。

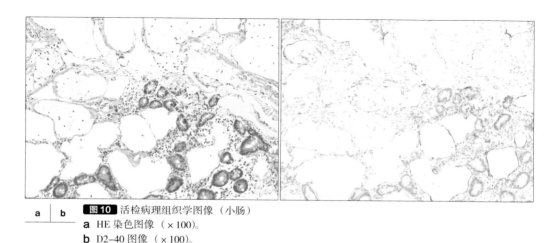

a | b　**图10** 活检病理组织学图像（小肠）
　a HE 染色图像（×100）。
　b D2–40 图像（×100）。

^{99m}Tc–HSA 闪烁显像证明了蛋白丢失性肠病，通过 EGD、小肠 CE、DBE 对消化道内腔的观察和活检，诊断为小肠淋巴管扩张症。虽然结肠镜检查提示乳糜性腹水，但通过胸腹部 CT 并未观察到腹膜后的混浊、淋巴结肿大和胸腹水。

讨论

小肠淋巴管扩张症是呈蛋白丢失性肠病的代表性疾病之一。该疾病分为原发性的和继发性的。在本文中，虽然着重展示了笔者所诊治病例的影像学检查结果，但作为其他为了鉴别的检查方法，除了包括粪便检查（寄生虫检查、脂肪便检查、难辨梭菌等的感染等）和血液检查（结核病检查、恶性淋巴瘤可溶性 IL–2 受体、胶

原病 / 自身免疫性疾病的各种自身抗体等）之外，还可以使用心脏超声检查来确认是否存在充血性心力衰竭等。通过这些检查在笔者所诊治病例中未发现任何异常。

以往报告称，小肠淋巴管扩张症在内镜下见有白色绒毛（white villi）、弥漫性白色斑点（white spots）、白色小隆起（white nodules）和黏膜下肿瘤样隆起（submucosal elevations）4 种所见[2]。病变在十二指肠和空肠上部尤为明显，通常可根据黏膜表现和活检病理组织学所见进行诊断。笔者所诊治的病例，进一步在内镜观察时见有乳糜渗漏，认为其作为捕捉住蛋白丢失性肠病和小肠淋巴管扩张症病态的所见，具有重要的诊断学意义。对笔者所诊治的病例，实际进行内

镜观察时，通过机械性刺激和向黏膜下注水，乳糜从白色绒毛中漏出，在水浸下观察可确认水的白浊。但疑为本病且观察有白色绒毛等特征性所见时，则可以通过向黏膜下注水等刺激诱发乳糜的渗漏，或许可以实时看到乳糜渗漏影像。由于本病在十二指肠和空肠明显可见病变，如果通过EGD也能确认在观察十二指肠黏膜时的乳糜渗漏所见，则可能更容易诊断为本病。

Ohmiya 等 [3] 注意到，在没有观察到白色绒毛的蛋白丢失性肠病中，有通过病理组织学检查显示小肠淋巴管扩张的情况，因此提议大致将小肠淋巴管扩张症（广义上的小肠淋巴管扩张症）分为两种类型：原来的呈现白色绒毛的白色绒毛型（狭义上的小肠淋巴管扩张症）和深部组织中的淋巴管扩张而未见白色绒毛的非白色绒毛型。

笔者所诊治的病例，由于已经证明有蛋白漏出，结合消化道内镜检查的特征性所见和活检病理组织学检查结果，以及并未发现引起小肠淋巴管扩张症的其他疾病，故诊断为原发性白色绒毛型小肠淋巴管扩张症。

结语

本文以诊断为中心报告了 1 例原发性白色绒毛型小肠淋巴管扩张症。虽然蛋白漏出的证明和与其他疾病的鉴别对于本病的诊断是必要的，但认为在消化道内镜检查中的乳糜漏出影像作为众所周知的所见对于本病的诊断也是十分重要的。

参考文献

[1] Waldmann TA, Steinfeld JL, Dutcher TF, et al. The role of the gastrointestinal system in "idiopathic hypoproteinemia". Gastroenterology 41: 197–207, 1961

[2] 青柳邦彦，江口浩一，飯田三雄. 炎症以外の小腸非腫瘍性疾患—腸リンパ管拡張症. 胃と腸 43：667–671, 2008

[3] Ohmiya N, Nakamura M, Yamamura T, et al. Classification of intestinal lymphangiectasia with protein-losing enteropathy: white villi type and non-white villi type. Digestion 90: 155–166, 2014

Summary

Intestinal Lymphangiectasia, Report of a Case

Toshiaki Kamano[1], Naoki Ohmiya

A 50-year-old man with leg edema and hypoproteinemia of unknown origin was referred to our hospital. He underwent esophagogastroduodenoscopy and antegrade double-balloon enteroscopy, which revealed diffuse white villi and white spots from the second portion of the duodenum to the jejunum. The biopsy specimens showed a pathological finding of significantly dilated lymphatics. He was diagnosed with intestinal lymphangiectasia endoscopically and histologically. Enteroscopy showed dynamic chyle leakage in the small intestine.

[1]Department of Gastroenterology, Fujita Health University School of Medicine, Toyoake, Japan

主题病例

乳糜泻 1 例

——以十二指肠病变为中心

马场 由纪子[1]

松田 彰郎[2]

岛冈 俊治[1]

古川 淳一郎

古川 沙织

楠元 大岳

政 幸一郎

田代 光太郎

新原 亨

堀 雅英

西俣 嘉人

西俣 宽人

田中 贞夫[3]

池田 圭祐[4]

大重 要人

岩下 明德

摘要●患者是 60 多岁的男性。于 2013 年 9 月出现腹泻、腹痛、呕吐症状，因为症状不断反复恶化，以仔细检查和治疗为目的被介绍来院。通过上消化道内镜检查（Esophagogastroduodenoscopy，EGD）在十二指肠见有颗粒状黏膜，经放大观察可见绒毛萎缩表现。通过之后的问诊查明，患者过量摄取含有谷蛋白的食物；在病理组织图像中可见小肠绒毛萎缩和肠隐窝增生、表层上皮内的淋巴细胞浸润，诊断为乳糜泻。在小肠的 X 线造影检查以及内镜检查中，提示大范围小肠绒毛萎缩的所见。通过限制含谷蛋白食物的摄入后，临床症状有所改善，无论是从影像学还是从病理组织学上来看，小肠的绒毛萎缩均得到改善。就乳糜泻这一疾病，以十二指肠病变为中心进行报告。

关键词 乳糜泻　绒毛萎缩　含有谷蛋白的食物

第 53 回「胃と腸」大会症例（2014 年）
1) 南風病院消化器内科　〒892-8512 鹿児島市長田町 14-3
　　E-mail : y-tahara@nanpuh.or.jp
2) 加治木温泉病院消化器内科
3) 南風病院病理診断科
4) 福岡大学筑紫病院病理部

前言

乳糜泻是因经口摄入含麦类中的谷蛋白而引发的自身免疫性疾病，其病状为小肠绒毛萎缩和伴有肠上皮内淋巴细胞浸润等的吸收不良，是一种引起腹泻、呕吐、体重减轻、腹痛等各种各样消化系统症状的疾病。

病例

患者：60 多岁，男性。

现病史：从 2013 年 9 月开始见有水样腹泻、腹痛、呕吐的症状。在附近的诊所被诊断为肠炎而入院治疗，但因为随着进食症状不断恶化反复，于同年 10 月末被介绍到笔者所在医院就诊。

既往史：无。

家族史：无。

生活习惯：过量摄取含有谷蛋白的食物（宗教方面的原因）。

入院时体征：身高 160cm，体重 50kg，体重指数（BMI）19.5。触摸不到浅表淋巴结，也未发现皮疹。腹部（脐周）有轻度压痛。

入院时检查结果：C 反应蛋白（C-reaction protein，CRP）3.4 mg/dL，可见炎症反应增强。未见白细胞和嗜酸性粒细胞计数增多。并且，白

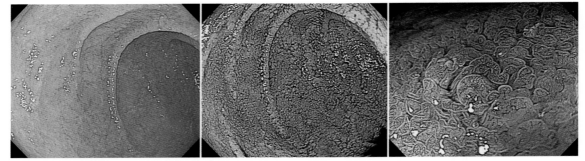

a | b | c　**图1** 十二指肠降部内镜图像

a 无明显的溃疡性病变，仅通过常规观察捕很难捕捉到十二指肠黏膜的异常表现。

b 靛胭脂染色图像。通过常规观察很难捕捉到的十二指肠黏膜的颗粒状变化。

c NBI 联用放大观察图像。见有绒毛结构的大小不同和分布稀疏表现。

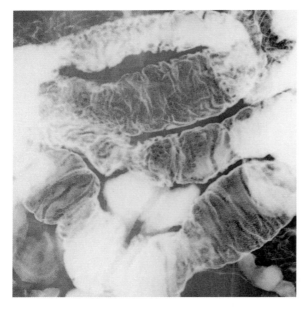

图2 小肠 X 线造影图像。在空肠见有环状褶皱的排列混乱、微小颗粒状阴影

蛋白（Albumin, Alb）2.4g/dL，Fe 30μg/dL，可见低白蛋白血症和缺铁性贫血。人类 I 型 T 淋巴细胞白血病病毒（human T-lymphotropic virus type I，HTLV-I）抗体呈阳性，可溶性 IL-2 受体抗体处于正常水平。人类白细胞抗原（human leukocyte antigen，HLA）的分型为 HLA-DQ8，见有乳糜泻的遗传性因素。抗组织转谷氨酰胺酶 IgA 抗体（anti-tissue transglutaminase IgA antibody，TTG-IgA antibody）呈阴性。粪便虫卵为阴性，通过便培养未能检出有意义的病原体。

上消化道内镜检查（esophagogastroduode-noscopy，EGD）结果：胃部仅见慢性胃炎表现，未见其他特异性所见。在十二指肠降部内镜图中，未见发红和溃疡性病变，但略见不整齐的黏膜花纹（**图1a**）[1]。在靛胭脂染色图像中，可以观察到环状褶皱的轻度口径不同，而不整齐的颗粒状黏膜花纹变得更加清晰（**图1b**）[1]。在同一部位的窄带成像（narrow band imaging，NBI）联用放大观察中，可见绒毛结构大小不同，并伴有部分绒毛的白化。并且，绒毛结构的分布稀疏，提示绒毛萎缩的情况（**图1c**）[1]。

小肠 X 射线造影检查结果：在小肠 X 线造影图像中，在空肠见有环状褶皱的排列紊乱，微小颗粒状黏膜呈弥漫性（**图2**）[1]。在回肠观察到在微小颗粒状黏膜上混杂有小阴影斑，环状褶皱变得模糊。在回肠末端附近未见异常表现。

小肠双气囊内镜检查结果：在小肠双气囊内镜图像中，在空肠见有环状褶皱的口径不同、大小不同的颗粒状黏膜，在一部分见有变平的绒毛花纹和糜烂形成。在回肠也观察到绒毛花纹变平，以及点状小凹陷和环状的绒毛花纹。在回肠末端未见异常表现。

病理组织学检查结果：在十二指肠（**图3**）及空肠、回肠的活检组织学所见中，观察到以轻度至中度的淋巴细胞、浆细胞为主体的炎性细胞浸润、绒毛萎缩和隐窝增生。在上皮内可见许多无异型的淋巴细胞浸润。浸润到上皮内的淋巴细胞为 T 细胞表面标志物 CD3、CD5 显阳性，B 细胞表面标志物 CD20、CD79a 显阴性。并且，浸润到黏膜固有层的淋巴球主要为 T 细胞。未观察到在胶原性口炎性腹泻中特征性的黏膜上皮下的带状胶原纤维板层。

临床经过：在最初进行的 EDG 十二指肠黏膜活检中，观察到绒毛萎缩和隐窝增生，而未见其他寄生虫病和淀粉样变性，故怀疑为乳糜泻。在之后问诊中，判明患者过量摄取含有谷蛋白的食物。此外，HLA 分型为 HLA-DQ8，为乳糜泻的遗传性因素。

据上述检查结果诊断为乳糜泻，开始通过限制食用含谷蛋白的食物来治疗。此外，内服药只配合使用整肠药，没有使用抗菌药和类固醇类药物。开始限制食用含谷蛋白食物后，消化系统症状得到改善，进食也变好。

在治疗开始 3 个月后的血液检查中，炎症反应正常化，低白蛋白血症也得到改善。同期的小肠 X 线造影也发现，阴影斑和颗粒状黏膜得到改善。在治疗开始 4 个月后的十二指肠黏膜降部的内镜图像中，颗粒状黏膜花纹变得有些不明显；利用 NBI 联用放大内镜观察发现，绒毛结

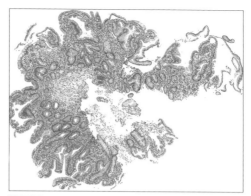

图3 十二指肠活检组织学图像。在黏膜固有层见有轻度至中度的炎性细胞浸润，观察到绒毛萎缩现象

构紊乱得到改善，绒毛的分布也变得密集。在十二指肠黏膜活检的病理组织学图像中也发现绒毛形态的改善。

讨论

所谓谷蛋白是指小麦中含有的植物性蛋白的总称，乳糜泻是因经口摄入谷蛋白而引发的自身免疫性疾病[2]。虽然在欧美是患病率为 0.2% ~ 1% 的疾病，但据说在有色人种中的患病率非常低。据报告称，该病与小麦过敏不同，是对于谷蛋白中含有的麦醇溶蛋白引起 IgE 非依赖性消化道慢性炎症的疾病，通过自然免疫机制和 Th1/Th17 等活化的淋巴细胞与病态有关[4]。而且，遗传因素（HLA-DQ2 和 HLA-DQ8）也与这种淋巴细胞的活化有关[5]。

本病例的发病也被认为与谷蛋白的过度摄取以及遗传因素 HLA-DQ8 有关，出现了向肠上皮及肠黏膜固有层的淋巴细胞浸润和与之相伴的绒毛萎缩导致的腹泻、腹痛、呕吐等消化系统症状，以及伴于消化道吸收不良的营养障碍等各种各样的症状。

据报告，作为乳糜泻的影像学表现，有以小肠为主体的马赛克征、黏膜沟增深、褶皱呈扇贝状、黏膜的颗粒状或结节状变化，环状褶皱的

减少或消失、血管透见等伴于绒毛萎缩的表现，以及多发性糜烂等[6]。一般认为，病变从包括十二指肠的近端小肠向整个小肠发展。

对于乳糜泻的诊断，内镜检查所见和活检病理组织学所见是金标准[7]，但对包括饮食在内的生活习惯、基础疾病的有无、包括非甾体抗炎药（nonsteroidal anti-inflammatory drugs, NSAIDs）和奥美沙坦等在内的用药史等各方面的详细问诊也很重要。在血液检查中，TTG-IgA呈阳性也是诊断乳糜泻的指标之一[2, 3, 8]。

一般认为，在疾病的诊断上，通过EDG的十二指肠观察特别重要。此外，有必要积极地进行特殊染色检查以及放大观察[9, 10]。

并且，十二指肠黏膜活检对于乳糜泻的确诊或在与其他疾病（淀粉样变性、慢性寄生虫病、胶原性口炎性腹泻等）的鉴别上有着重要的意义[11]，所以希望能得到为数众多的活检组织。作为乳糜泻的合并症，据知有小肠癌、肠病相关性T细胞淋巴瘤等恶性肿瘤[9, 12]。

限制谷蛋白摄入是有效的治疗手段[2]，本病例的临床症状、影像学表现以及病理学所见都得到了改善。虽然本病例其后的临床经过良好，但今后有必要注意弥漫性T细胞淋巴瘤等恶性肿瘤的合并，并进行严格的临床观察。

结语

对于乳糜泻的诊断，除了消化道的影像学表现之外，详细的问诊和活检病理组织学诊断也是必需的。而且，临床医生向病理医生提供患者信息也非常重要。

参考文献

[1] 馬場由紀子，松田彰郎，西俣伸亮，他．グルテン制限食で臨床症状，画像所見が改善したセリアック病の1例．胃と腸 50：950-956，2015

[2] Green PH, Cellier C. Celiac disease. N Engl J Med 357：1731-1743, 2007

[3] 中澤英之，牧島秀樹，石田文宏，他．小腸炎症性疾患—セリアック病．胃と腸 43：651-655，2008

[4] 三浦総一郎，穂苅量太，松永久幸．セリアック病．清野宏（編）．臨床粘膜免疫学．シナジー，pp 393-399，2010

[5] Green PH, Jabri B. Celiac disease. Lancet 362：383-391, 2003

[6] Dickey W. Endoscopic markers for celiac disease. Nat Clin Pract Gastroenterol Hepatol 3：546-551, 2006

[7] Dickson BC, Streutker CJ, Chetty R. Coeliac disease：an update for pathologists. J Clin Pathol 59：1008-1016, 2006

[8] 福島政司，伊藤卓彦，松本一寛，他．オルメサルタン関連スプルー様腸疾患の1例．胃と腸 51：497-502，2016

[9] 岸昌廣，八尾建史，平井郁仁，他．拡大内視鏡が診断に有用であったceliac病の1例．胃と腸 49：395-404，2014

[10] 田中三千雄，藤本誠，小尾龍右，他．拡大観察と組織構築の関連．3）十二指腸・小腸．胃と腸 42：557-562，2007

[11] 山田武史，金子剛，溝上裕士．Collagenous sprueの特徴と内視鏡所見．Intestine 21：548-553，2017

[12] 中澤英之，牧島秀樹，伊藤俊朗，他．本邦におけるセリアック病に合併する悪性リンパ腫に関する検討．臨血 48：984，2007

Summary

A Case of Celiac Disease：With a Focus on Duodenal Lesions

Yukiko Baba[1], Akio Matsuda[2],
Shunji Shimaoka[1], Junichiro Furukawa,
Saori Furukawa, Hirotake Kusumoto,
Koichiro Tsukasa, Kotaro Tashiro,
Toru Niihara, Masahide Hori,
Yoshito Nishimata, Hiroto Nishimata,
Sadao Tanaka[3], Keisuke Ikeda[4],
Kaname Oshige, Akinori Iwashita

In September 2013, a male patient in his 60's experienced diarrhea, abdominal pain, and vomiting, which repeatedly exacerbated. Therefore, he was referred to our hospital for detailed examination and treatment. Upper gastrointestinal endoscopy revealed granular mucosa in the duodenum. Magnification showed findings of villous atrophy. Following a medical interview, it was understood that patient consumed an excessive amount of gluten. Histopathological finding indicated villous atrophy, crypt hyperplasia, and lymphocyte infiltration within the surface epithelium, leading to a diagnosis of celiac disease. Small bowel X-ray examination and endoscopy revealed findings suggestive of extensive villous atrophy. A gluten-free diet was prescribed, after which the clinical symptoms improved. Furthermore, imaging and histopathological findings demonstrated that the small bowel villous atrophy improved. This report will hereby present a case of celiac disease with a focus on duodenal lesions.

[1]Department of Gastroenterology, Nanpu Hospital, Kagoshima, Japan

[2]Department of Gastroenterology, Kajikionsen Hospital, Kagoshima, Japan

[3]Department of Pathology, Nanpu Hospital, Kagoshima, Japan

[4]Department of Pathology, Fukuoka University Chikushi Hospital, Chikushino, Japan

主题病例

在十二指肠降部引起狭窄的单形性嗜上皮性肠道 T 细胞淋巴瘤 1 例

石桥 英树[1]

二村 聪[2]

萱嶋 善行[1]

久能 宣昭

竹田津 英稔

高松 泰[3]

竹下 盛重[2]

向坂 彰太郎[1]

摘 要 ● 患者 70 多岁，男性。通过上消化道内镜检查（esophagogastroduodenoscopy，EGD）提示十二指肠降部狭窄，介绍到笔者所在科室诊疗。通过十二指肠低张造影检查，可见十二指肠降部有沙漏样管腔变窄，通过 EGD 可见针孔样狭窄，在同部位肛门侧可见黏膜下肿瘤样隆起。通过活检可见上皮内淋巴细胞（intraepithelial lymphocytes，IELs）增加、绒毛萎缩、肿瘤性 IELs 弥漫性增殖。这些细胞表达 CD3、CD8、CD56、T 细胞胞浆内抗原（T-cell-restricted intracellular antigen 1，TIA-1）。根据上述发现，诊断为单形性嗜上皮性肠道 T 细胞淋巴瘤（monomorphic epitheliotropic intestinal T-cell lymphoma，MEITL），采用化学疗法中的 SMILE 疗法治疗，发病 9 个月后去世。

关键词 MEITL 十二指肠狭窄 活检病理诊断 淋巴瘤

[1] 福冈大学医学部消化器内科学 〒814-0133 福冈市城南区七隈 7 丁目 45-1
E-mail : hide1218@fukuoka-u.ac.jp
[2] 同 病理学講座
[3] 同 腫瘍・血液・感染症内科学

前言

消化道原发淋巴瘤，在消化道恶性肿瘤中占 1% ~ 2%，是占节外淋巴瘤多半的重要的疾病。在日本，其大部分是 B 细胞淋巴瘤，肠病相关性 T 细胞淋巴瘤（enteropathy-associated T-cell lymphoma，EATL）和鼻型 NK 细胞淋巴瘤之类的消化道原发性的 T/NK 细胞淋巴瘤的发生率相当低[1]。EATL 在《WHO 分类第 4 版（2008）》[2]中进一步被分为 I 型和 II 型两个亚群，在 2017 年出版的第 4 版修订版中将其重新定义，仅将北欧多发、与乳糜泻相关的 I 型定义为纯粹的 EATL，而将多见于亚洲血统和拉美裔美国人血统、与乳糜泻几乎无关的 II 型称为单形性嗜上皮性肠道 T 细胞淋巴瘤（monomorphic epitheliotropic intestinal T-cell lymphoma，MEITL）[3, 4]。MEITL 主要从空肠到回肠形成伴有溃疡的肿瘤，是伴有周围黏膜肥厚的 T 细胞淋巴瘤[5]。在此报告 1 例笔者所诊治的引起十二指肠降部狭窄的 MEITL。

病例

患者：70 多岁，男性。

主诉：恶心，腹部有胀满感。

既往史：20 岁时患过阑尾炎。

家族史：无特殊病史。

表1 入院时血液检查所见

血常规		血液生化	
WBC	2700/mm³	LDH	194 IU/L
Neut	85%	ALP	299 IU/L
Eosino	2%	γ-GTP	117 IU/L
Baso	0%	Amy	91 IU/L
Lympho	10%	BUN	12mg/dL
Mono	3%	Cr	0.9mg/dL
RBC	378 × 10⁴/mm³	Na	141mmol/L
Hb	12.2g/dL	K	4.2mmol/L
Ht	35.6%	Cl	104mmol/L
Plt	9.7 × 10⁴/mm³	CRP	1.36mg/dL
血液生化		免疫血清	
TP	6.6g/dL	*H. pylori* IgG 抗体	45U/mL
Alb	3.4g/dL	sIL-2R	587U/mL
T-Bil	0.5mg/dL		
AST	70 IU/L		
ALT	62 IU/L		

H. pylori：幽门螺杆菌；sIL-2R：可溶性白细胞介素 2 受体

现病史：201X 年 12 月，因恶心、腹部胀满感为主诉在附近医院就诊。通过上消化道内镜检查（esophagogastroduodenoscopy，EGD），因观察到十二指肠降部狭窄，以精细检查加以治疗为目的被介绍到笔者所在科室就诊。

入院时体征：体能状态评分（performance status）0，身高 164cm，体重 58.8kg，体温 37.2 ℃，血压 120/80mmHg，脉搏 90 次 /min。眼睑结膜见有贫血，眼球结膜无黄疸，未触摸到浅表淋巴结，在胸部、腹部未见需特殊记载的所见。

入院时检查结果（表1）：各种血细胞均减少，低白蛋白血症，肝功能障碍，C 反应蛋白（CRP）水平轻度升高。可溶性白细胞介素 2（interleukin 2，IL-2）受体为 587 U/mL，在正常范围内。

十二指肠低张造影检查所见：在充盈像中，可见以十二指肠降部为中心、涉及全长 3cm 左右的全周性狭窄（图1a）。狭窄从十二指肠球后部开始逐渐加重，最狭窄处直径为 5mm 左右，从同一部位到肛门侧，逐渐恢复到正常的直径，宛如沙漏一样（图1b）。

EGD 所见（XP260NS，Olympus 公司制）：十二指肠降部见有针孔样狭窄（图2a）。狭窄部位的口侧，由于来自壁外的压挤，黏膜下有肿瘤样隆起，表面未见糜烂、溃疡（图2b）。观测镜顺利地通过狭窄部，见狭窄部的肛门侧也有直径 10mm 大的黏膜下肿瘤样隆起（图2c）。从狭窄部的口侧、肛门侧的黏膜下肿瘤样隆起取样进行活检。

下消化道内镜检查所见：可见回肠末端有褐色黏膜（图3a）。在结肠、直肠，除见降结肠有轻度水肿状黏膜外，一看便知是正常黏膜（图3b、c）。对回肠末端、结肠、直肠进行系统性的活检。

腹部造影 CT 检查所见：在十二指肠降部和胰头之间，见有直径 30mm 大的肿瘤性病变，显示出延迟性的造影效果。所谓的胰腺实质造影方式不同（图4a）。在附近的肝门部见肿大

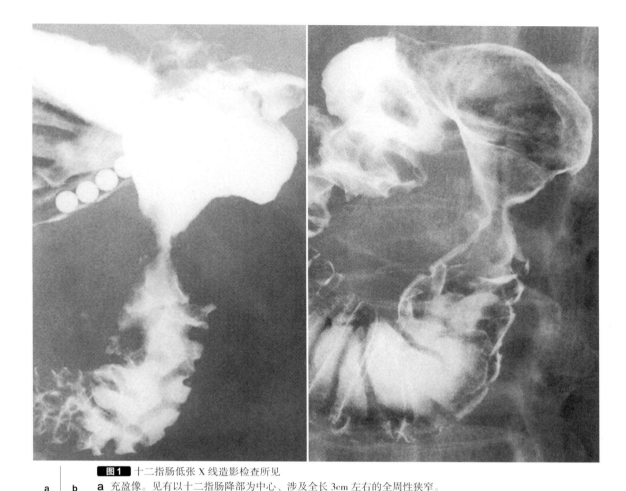

图1 十二指肠低张X线造影检查所见

a 充盈像。见有以十二指肠降部为中心、涉及全长3cm左右的全周性狭窄。

b 双重造影像。狭窄的形状宛如沙漏一样。

a | b

的淋巴结。

正电子发射计算机断层显像（positron emission tomography with CT，PET–CT）检查所见：在十二指肠降部见有肿瘤性病变，见有18氟–脱氧葡萄糖（18F–fluorodeoxyglucose，FDG）的集聚（SUVmax＝4.03）（**图4b**）。

活检标本的病理组织学所见（**图5**）：在十二指肠降部的活检标本，见有上皮内淋巴细胞（intraepithelial lymphocytes，IELs）显著增加和绒毛萎缩（**图5a**），以及被作为肿瘤细胞的中型异型淋巴细胞的弥漫性增殖（**图5b**）。在免疫组织化学染色中，IELs和中型异型淋巴细胞表达CD3、CD8、CD56、T细胞胞浆内抗原1（T–cell–

restricted intracellular antigen 1，TIA–1），而且MIB–1的标记率约为40%（**图5c ~ f**）。

在回肠末端活检标本可见IELs的显著增加（**图6a**），而且通过降结肠、直肠采样的活检，可见IELs显著增加（**图6b、c**），这些标本全都表达CD8（**图6d**）。

骨髓活检所见：异型T淋巴细胞浸润于髓细胞，表达CD3、CD4、TIA–1，而CD8、CD56均为阴性，但从细胞形态学上判断为MEITL的骨髓浸润疑似诊断。

临床经过：诊断为在十二指肠降部引起狭窄的MEITL，临床病期Ⅳ期（Lugano国际会议分类），从201X+1年3月在笔者所在医院肿瘤–

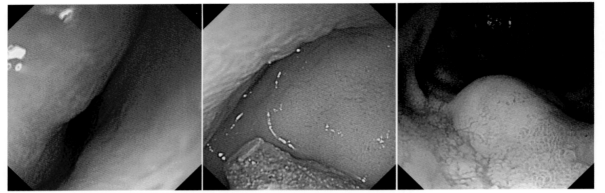

a | b | c

图2 上消化道内镜检查（EGD）所见（细径内镜观察）

a 最狭窄部位呈针孔样。

b 在狭窄部的口侧见有来自壁外的压挤。

c 在狭窄部的肛门侧见有直径 10 mm 大的黏膜下肿瘤样隆起。

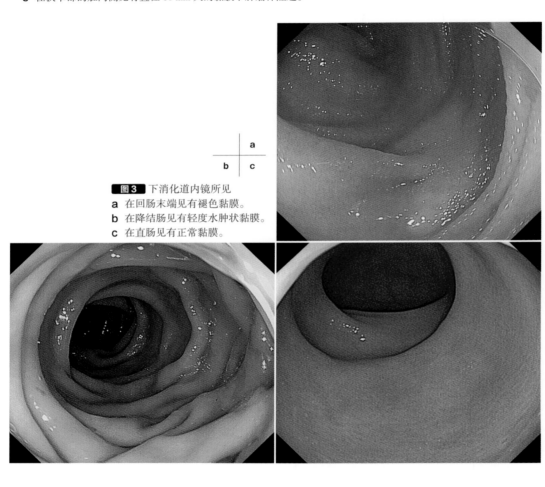

	a
b	c

图3 下消化道内镜所见

a 在回肠末端见有褪色黏膜。

b 在降结肠见有轻度水肿状黏膜。

c 在直肠见有正常黏膜。

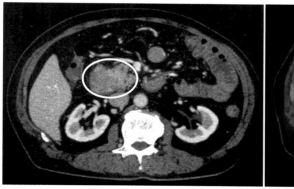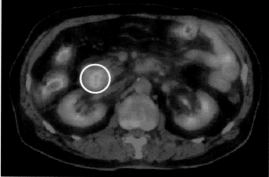

<table>
<tr><td>a</td><td>b</td></tr>
</table>

图4 腹部造影 CT 及 PET-CT 检查所见

a 在十二指肠降部和胰头之间见有显示延迟性造影效果的直径 30 mm 大的肿瘤性病变（白圆部）。

b 见有 FDG 的集聚（SUVmax＝4.03）（白圆部）。

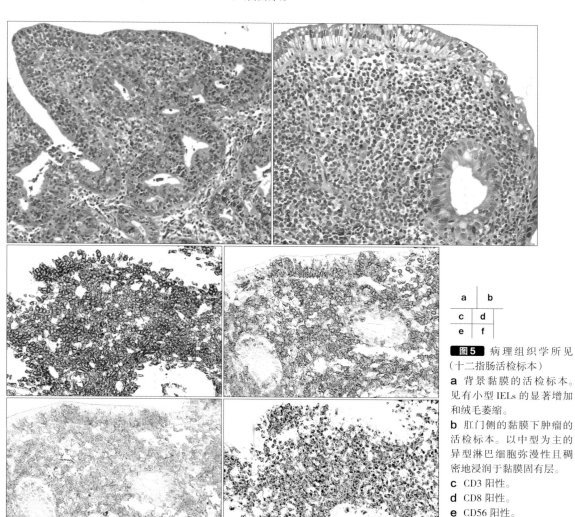

<table>
<tr><td>a</td><td>b</td></tr>
<tr><td>c</td><td>d</td></tr>
<tr><td>e</td><td>f</td></tr>
</table>

图5 病理组织学所见（十二指肠活检标本）

a 背景黏膜的活检标本。见有小型 IELs 的显著增加和绒毛萎缩。

b 肛门侧的黏膜下肿瘤的活检标本。以中型为主的异型淋巴细胞弥漫性且稠密地浸润于黏膜固有层。

c CD3 阳性。

d CD8 阳性。

e CD56 阳性。

f TIA-1 阳性。

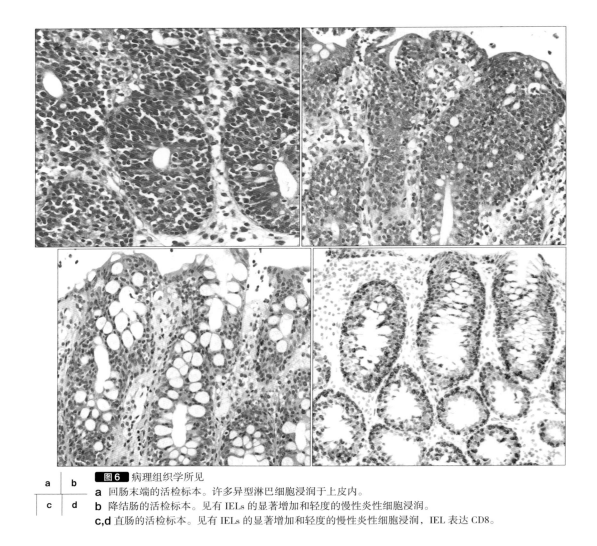

图6 病理组织学所见
a 回肠末端的活检标本。许多异型淋巴细胞浸润于上皮内。
b 降结肠的活检标本。见有 IELs 的显著增加和轻度的慢性炎性细胞浸润。
c,d 直肠的活检标本。见有 IELs 的显著增加和轻度的慢性炎性细胞浸润，IEL 表达 CD8。

血液 – 感染内科开始 SMILE 疗法（地塞米松 + 甲氨蝶呤 + 异环磷酰胺 +L– 天冬酰胺酶 + 依托泊苷）。两个疗程结束后，腹部 CT 中可见十二指肠病变缩小（**图 7**）；但 3 个疗程结束后，可见有向肝、胰的浸润，改为采用吉西他滨和地塞米松的化学疗法。在这之后，全身状况恶化，化学疗法难以继续，201X+1 年 9 月，因伴有败血症性休克的多脏器功能衰竭去世。

讨论

EATL 是引发吸收不良综合征和肠梗阻、肠穿孔等急腹症的预后不良的 T 细胞淋巴瘤[6]。其

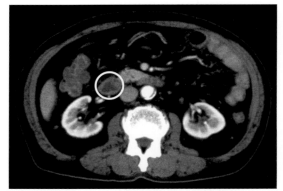

图7 腹部造影 CT 所见（化学疗法两个疗程后）。十二指肠降部和胰头之间的肿瘤缩小（白圆部）

表2 MEITL 报告病例总结（42 例 103 处病变）

年龄	60.7 岁	肉眼所见	
性别（男：女）	32：10	水肿状黏膜	33（32%）
主诉		溃疡（多发性 14 例，单发性 12 例）	26（25%）
腹泻	20（48%）	颗粒状黏膜	14（14%）
腹痛	15（36%）	（溃疡并存 7 例）	13（13%）
血便	6（14%）	黏膜肥厚	10（10%）
恶心	4（10%）	狭窄	6（6%）
占据部位		穿孔	
空肠	40（39%）	有	17（40%）
回肠	24（23%）	无	25（60%）
十二指肠	16（15%）	治疗	
结肠	14（14%）	手术（穿孔 14 例）	22（52%）
直肠	5（5%）	CHOP/R-CHOP	21（50%）
胃	2（2%）	auto-PBSCT	7（17%）
食管	2（2%）	THP-COP	6（14%）
		SMILE	2（5%）
		平均生存期	12（0.7～67）个月

auto-PBSCT: autologus peripheral blood stem cell transplantation，自体末梢血干细胞移植

中与乳糜泻几乎无关的一大类被分类为 MEITL，以 CD8、CD56 阳性的小型至中型的淋巴瘤细胞单纯性增殖[7]，且有肠病样病变中可见许多小型 IELs 和绒毛萎缩为病理组织学特征[1]。

仅限于检索 PubMed、《医学中央杂志》的结果，笔者报告了迄今为止的病例 42 例 103 处病变（**表2**）。平均年龄为 60.7 岁，性别以男性居多（32 例，76%）。临床症状多见有腹泻（20 例，48%）和腹痛（15 例，36%）；肿瘤占据部位以空肠最多（40 处病变，39%），其次是回肠（24 处病变，23%）、十二指肠（16 处病变，15%）；好发部位除小肠之外，可见结肠（14 处病变，14%）、直肠（5 处病变，5%）、胃（2 处病变，2%），食管（2 处病变，2%）等整个消化道病变的相关报告；肉眼所见以水肿状黏膜最多（33 处病变，32%），溃疡（26 处病变，25%）次之。溃疡的形状有圆形、地图状、穿孔样、纵向等各种各样。肿瘤的形成，有 13 处病变（13%），其中 7 处病变为伴有溃疡的肿瘤。还有

报告称，颗粒状黏膜（14 处病变，14%）、黏膜肥厚（10 处病变，10%）等黏膜面的变化，其外观有马赛克样[8]、地裂样[9]、贝柱样[10]等各种各样的形状，多数为溃疡和肿瘤并存。绒毛的变化也有报告，使用了白色绒毛[11]、萎缩、融合、肿大等各种各样的用语。像本病例这样引起狭窄的病例中可见 6 处病变（6%），其中十二指肠 3 处病变，空肠 2 处病变，回肠 1 处病变，均为伴有巨大溃疡和肿瘤的狭窄。而且，还发现消化道穿孔病例（17 例，40%），其中 14 例施行了急诊手术。根据以上数据，MEITL 的罹患范围涉及整个消化道，其肉眼所见多见于在背景上有水肿状黏膜和颗粒状黏膜的溃疡或肿瘤形成的病例。并且，也有并发消化道穿孔因急腹症来医院的情况。

治疗中施行 CHOP 疗法（环磷酰胺+多柔比星+长春新碱+泼尼松龙）或 R-CHOP 疗法（利妥昔单抗与 CHOP 并用）最多（21 例，50%），本病例施行的 SMILE 疗法（2 例，5%）[12]或 THP-COP 疗法（吡柔比星+环磷酰胺+长春新

碱＋泼尼松龙：6例，14％）等烈性的化学疗法的病例也有报道，但MEITL的标准治疗法目前尚未确立。近年，还见有自体外周血干细胞移植的有效性的报道[13]，施行了7例（17％），平均生存期为12（0.7～67）个月，预后不良；穿孔病例的生存期为5.6个月，预后更加不良。最长有生存67个月的病例，无溃疡和肿瘤的形成，仅见有绒毛的变化（白色绒毛）[11]。

　　Kikuma等[14]报告，根据26例MEITL的分析结果，临床病期Ⅰ、Ⅱ1期（非穿孔例）与Ⅱ E、Ⅳ期（含穿孔病例）相比较，明显预后良好。由此也可以看出，在穿孔前，早期发现和早期诊断MEITL非常重要。笔者等[15]报告的所诊治的4例MEITL，无遗漏地检查了整个消化道，①在十二指肠和小肠可见肠病样病变，以及②在结肠、直肠见有的淋巴细胞性结肠炎类似的肠炎样病变，均是为了早期发现和早期诊断MEITL的重要的临床病理组织学特征。这里所说的肠病样病变，在病理组织学上指伴有许多小型IELs的萎缩的绒毛，可见十二指肠、小肠的水肿状黏膜或颗粒状黏膜。在日本24例EATL的研究中，报告中可见肠病样病变占76％，黏膜内IELs增加占57％[16]。结肠或直肠的病变，在病理组织学上是指隐窝处的IELs增加，类似于淋巴细胞性结肠炎的组织学所见，乍一看认为在正常的黏膜或轻度水肿状黏膜中可观察到。所以，为了MEITL的早期诊断，即在形成溃疡和肿瘤之前诊断，确实把握前述的①、②的所见非常重要。像本例这样引起狭窄的病例也是同样的。十二指肠病变、结肠或直肠病变，在常规的上消化道或下消化道内镜检查中可以观察到，能比较简便地进行精细检查。慢性腹泻为主要症状，并确认水肿状黏膜或颗粒状黏膜的情况下，有必要将MEITL作为鉴别对象之一，从十二指肠、回肠末端、大肠取样施行系统性活检，进行病理组织学上的精细检查。

结语

　　MEITL是非常罕见的疾病，难以早期发现和早期诊断。在这样的状况下，即为了在疾病加重前进行诊断，仔细检查有无肠病样病变和淋巴细胞性结肠炎类似的肠炎样病变非常重要。

参考文献

[1] 竹下盛重，二村聡，菊間幹太，他. 成人T細胞白血病/リンパ腫を含む消化管T/NK細胞リンパ腫の臨床病理学的特徴. 胃と腸 49：769-781, 2017

[2] Isaacson PG, Chott A, Ott G, et al. Enteropathy-association T-cell lymphoma. In：Swerdlow SH, et al（eds）. WHO Classification of Tumors of Haematopoietic and Lymphoid Tissues, 4th ed. IARC, Lyon, pp 289-291, 2008

[3] Bhagat G, Jaffe ES, Chott A, et al. Enteropathy-associated T-cell lymphoma. WHO Classification of Tumors of Haematopoietic and Lymphoid Tissues, 4th ed. IARC, Lyon, pp 372-377, 2017

[4] Jaffe ES, Chott A, Ott G, et al. Monomorphic epitheliotropic intestinal T-cell lymphoma. WHO Classification of Tumors of Haematopoietic and Lymphoid Tissues, 4th ed. IARC, Lyon, pp 377-378, 2017

[5] 蓮井和久，北島信一，魚住公治. 腸管症型T細胞リンパ腫. 癌診療指針のための病理診断プラクティス—リンパ球増殖性疾患. 中山書店, pp 254-262, 2010

[6] Deleeuw RJ, Zettl A, Klinker E, et al. Whole-genome analysis and HLA genotyping of enteropathy-type T-cell lymphoma reveals 2 distinct lymphoma subtypes. Gastroenterology 132：1902-1911, 2007

[7] 鈴宮淳司. 成熟T/NK細胞腫瘍. 臨検 61：854-862, 2017

[8] Yanai S, Matsumoto T, Nakamura S, et al. Endoscopic findings of enteropathy-type T-cell lymphoma. Endoscopy 39：E339-340, 2007

[9] 田村次朗，熱海恵理子，島袋耕平，他. 大腸に発症したⅡ型腸管症関連T細胞リンパ腫の1例. Gastroenterol Endosc 57：1378-1384, 2015

[10] Nozari N. Type Ⅱ Enteropathy-Associated T-cell Lymphoma：A Rare Report from Iran. Middle East J Dig Dis 9：55-57, 2017

[11] Kakugawa Y, Terasaka S, Watanabe T, et al. Enteropathy-associated T-cell lymphoma in small intestine detected by capsule endoscopy. Leuk Lymphoma 53：1623-1624, 2012

[12] 定免渉，黒田裕行，酒井俊郎，他. SMILE療法が奏功した治療抵抗性腸管症型T細胞リンパ腫の1例. 旭川赤十字病医誌 22：63-68, 2008

[13] Jantunen E, Boumendil A, Finel H, et al. Autologous stem cell transplantation for enteropathy-associated T-cell lymphoma：a retrospective study by the EBMT. Blood 121：2529-2532, 2013

[14] Kikuma K, Yamada K, Nakamura S, et al. Detailed clinicopathological characteristics and possible lymphomagenesis of type Ⅱ intestinal enteropathy-associated T-cell lymphoma in Japan. Hum Pathol 45：1276-1284, 2014

[15] Ishibashi H, Nimura S, Kayashima Y, et al. Multiple lesions of gastrointestinal tract invasion by monomorphic epitheliotropic intestinal T-cell lymphoma, accompanied by duodenal and intestinal enteropathy–like lesions and microscopic lymphocytic proctocolitis: a case series. Diagn Pathol 11: 66, 2016

[16] Takeshita M, Nakamura S, Kikuma K, et al. Pathological and immunohistological findings and genetic aberrations of intestinal enteropathy–associated T cell lymphoma in Japan. Histopathology 58: 395–407, 2011

Summary

Monomorphic Epitheliotropic Intestinal T-cell Lymphoma with Duodenal Stenosis, Report of a Case

Hideki Ishibashi[1], Satoshi Nimura[2],
Yoshiyuki Kayashima[1], Nobuaki Kunou,
Hidetoshi Takedatsu, Yasushi Takamatsu[3],
Morishige Takeshita[2], Shotaro Sakisaka[1]

A 70-year-old man was admitted for nausea. Upper GI endoscopy revealed severe pinhole-like stenosis, a submucosal tumor on the anal side of the stenosis, and edematous mucosa in the second portion of the duodenum. Lower GI endoscopy revealed granular mucosa of the terminal ileum and edematous or normal-looking colorectal mucosa. Duodenitis with villous atrophy and abundant IELs (intraepithelial lymphocytes) was evident in the biopsy specimens from the second portion of the duodenum taken outside the tumor area. The tumor itself comprised small- to medium-sized atypical lymphocytes both among the epithelial cells and in the mucosal layer. The cecal mucosa was characterized by severe infiltrate of atypical IELs. Other biopsy specimens from the duodenum, descending colon, and rectum revealed chronic inflammatory changes with increased CD3- and CD8-positive and CD56-negative T-IELs. Therefore, we diagnosed monomorphic epitheliotropic intestinal T-cell lymphoma. The patient was treated with a chemotherapy regimen of SMILE. Post chemotherapy, abdominal CT revealed a reduction in the tumor size. Despite a partial response to chemotherapy, he died of sepsis nine months after the disease onset.

[1] Department of Gastroenterology and Medicine, Faculty of Medicine, Fukuoka University, Fukuoka, Japan

[2] Department of Pathology, Faculty of Medicine, Fukuoka University, Fukuoka, Japan

[3] Division of Medical Oncology, Hematology and Infectious Diseases, Faculty of Medicine, Fukuoka University, Fukuoka, Japan

编者后记

赤松 泰次 长野县立信州医疗中心

本书是《胃与肠》"希望大家了解"系列的十二指肠版。本书的内容，首先从病理的角度，石田等概括性地阐述了在十二指肠所见的各种疾病；然后从临床的角度，将十二指肠病变分为①非乳头部隆起性病变（肿瘤性病变、肿瘤样病变）、②非乳头部弥漫性病变（炎症、感染性疾病、淀粉样变性）和③乳头部及副乳头部病变3类，由各位专家执笔介绍了比较罕见但很重要的各种疾病；而且作为与主题相关的病例，纳入了4篇论文。如在序中所述，由于重复以及版面的原因，本书没有收录"十二指肠的上皮性肿瘤"中已收入的发生率高的非乳头部癌和腺瘤。关于十二指肠非乳头部癌和腺瘤，请参见书中上述专题内容。

虽然一般认为在常规的上消化道内镜检查中，许多内镜医生会将内镜插入到十二指肠降部进行观察，但实际上真正花费时间认真观察十二指肠的临床医生很少。尤其是对乳头部和副乳头部的观察，除胰胆系统内镜医生以外其他医生很可能是草率进行，拜读长谷部的论文之后，包括笔者本人在内的医生都感到需要做深刻的反省。而且，即使在十二指肠遇到小的黏膜下肿瘤样病变，也大多认为是Brunner腺增生而被忽视，但其中很可能含有神经内分泌肿瘤和异位胰腺，所以如果感到有可疑之处，大概还需要毫不犹豫地进行活检。并且，关于弥漫性病变，如在正文中所强调的那样，了解把握炎性肠病（尤其是克罗恩病）、各种各样的血管炎、惠普尔病和粪类圆线虫病之类的感染性疾病、消化道淀粉样变性等十二指肠病变的特征，会成为最后确诊的契机。

拜读本书各位专家所执笔的原稿，感觉所有论文全都是将其所诊治病例与文献研究紧密结合的优秀论文，将成为对初级医务工作者到高级医务工作者都非常适用的内容，作为编辑者之一笔者感到非常自豪。但需要注意的是，偶尔有使用"降支"和"水平支"这样术语的论文。虽然在十二指肠即使使用"支"这样的术语大多数情况下不会感到不协调，但在2018年5月发行的日本消化内镜协会术语委员会编辑的《消化内镜术语集》（第4版）中，将"降部"和"水平部"作为规范术语刊载，还是应该准确采用为宜。

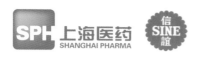
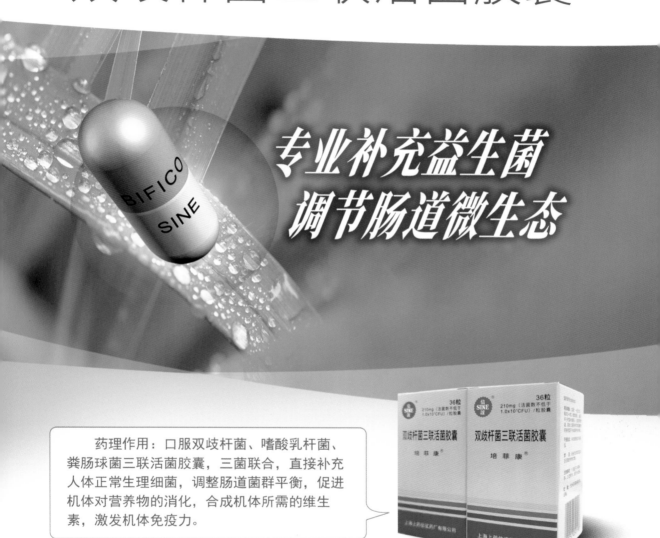

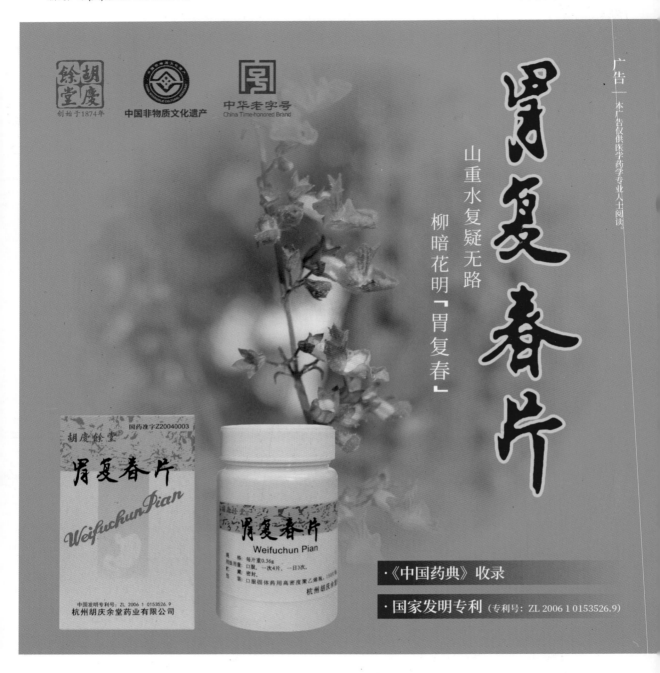

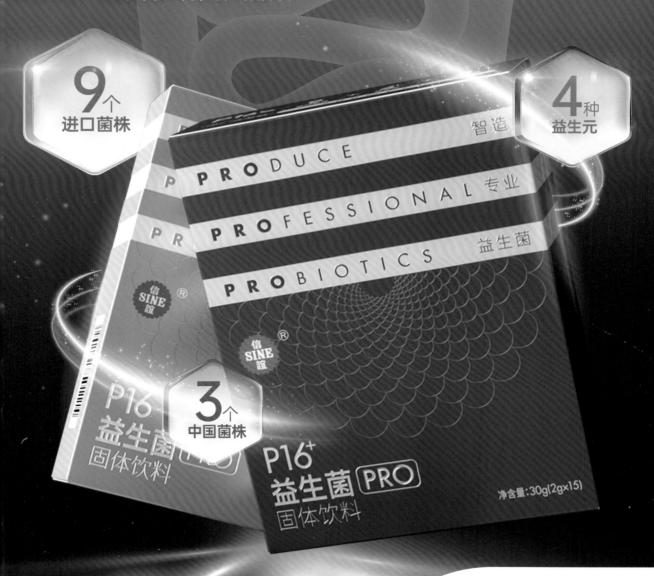

上架建议：消化内科 / 内镜技术

ISBN 978-7-5591-0031-3

定价：98.00 元

《胃与肠》官方微信

更多精彩图书尽在辽科技出版社旗舰店，
为您提供全新正版、低折优惠、方便快捷的服务。
快来登录吧！
淘宝商城：https://lkjcbs.tmall.com/
淘 宝 店：https://shop36528228.taobao.com/